《专科护士临床工作手册》丛书

糖尿病联络护士临床工作手册

主　审　周智广

主　编　黄　金

副主编　杨玲凤　王　琴

编　者　（以姓氏笔画为序）

王　琴　王　璐　刘　芳　刘　洋　李　娟　李再昭

杨玲凤　汪　惠　张　艳　范　黎　罗碧华　费冬雪

徐　蓉　郭春波　黄　金　雷佳玮　戴美玲

人民卫生出版社

图书在版编目（CIP）数据

糖尿病联络护士临床工作手册 / 黄金主编.—北京：
人民卫生出版社，2019
ISBN 978-7-117-28385-4

Ⅰ.①糖… Ⅱ.①黄… Ⅲ.①糖尿病—护理—手册
Ⅳ.①R473.5-62

中国版本图书馆CIP数据核字（2019）第063503号

| 人卫智网 | www.ipmph.com | 医学教育、学术、考试、健康，购书智慧智能综合服务平台 |
| 人卫官网 | www.pmph.com | 人卫官方资讯发布平台 |

糖尿病联络护士临床工作手册

主　　编：黄　金
出版发行：人民卫生出版社（中继线 010-59780011）
地　　址：北京市朝阳区潘家园南里 19 号
邮　　编：100021
E - mail：pmph @ pmph.com
购书热线：010-59787592　010-59787584　010-65264830
印　　刷：三河市博文印刷有限公司
经　　销：新华书店
开　　本：710×1000　1/16　　印张：13
字　　数：240 千字
版　　次：2019 年 5 月第 1 版　2019 年 5 月第 1 版第 1 次印刷
标准书号：ISBN 978-7-117-28385-4
定　　价：38.00 元
打击盗版举报电话：**010-59787491**　**E-mail：WQ @ pmph.com**
　　（凡属印装质量问题请与本社市场营销中心联系退换）

根据《中国护理事业发展规划（2016—2020年）》要求，为大力发展专科护理，提高临床护士的专业能力，提升护理服务的专业化程度，帮助护士更好地进行职业规划，中南大学湘雅二医院根据2007年5月卫生部颁布的《专业护理领域护士培训大纲》的内容和要求，充分发挥医院作为湖南省专科护理质量控制中心的优势，结合医院护理专业小组的宝贵工作经验，组织编写了这套《专科护士临床工作手册》。

本丛书由医院护理部正副主任、科护士长担任主编，主编同时也是各护理专业组的牵头人，各专业组组长、副组长担任副主编。丛书包括12本，其中《静脉治疗护士临床工作手册》由李乐之教授主编，《急危救治护士临床工作手册》由李亚敏教授主编，《糖尿病联络护士临床工作手册》《营养管理护士临床工作手册》由黄金教授主编，《围手术期管理护士临床工作手册》《教学护士临床工作手册》由赵丽萍教授主编，《造口伤口护士临床工作手册》由曾立云主编，《疼痛管理护士临床工作手册》由姜志连主编，《药疗咨询护士临床工作手册》由欧尽南主编、《康复护士临床工作手册》由何桂香主编、《心理联络护士临床工作手册》由陈琼妮主编，《礼仪促进护士临床工作手册》由周昔红主编。

在编写过程中，始终强调理论与实践相结合，将临床实践经验归纳总结并提升到理论高度，对临床实践有较强的现实指导意义。同时，注重篇幅适宜、内容精练、便于记忆、实用性强，旨在为医院从临床专业护士的遴选、培训、晋级管理等方面提供参考建议；也可为临床专科护士提供理论、实践指导。

中南大学湘雅二医院

2017年6月

《专科护士临床工作手册》丛书
编 委 会

一、丛书编委会

主　任　李乐之　唐四元

副主任　黄　金　赵丽萍　李亚敏

委　员　欧尽南　何桂香　姜志连　曾立云　陈琼妮　周昔红　高竹林

　　　　张孟喜　杨玲凤　谭晓菊　刘卫红　陈谊月　王小艳

　　　　张慧琳　金自卫　欧阳沙嫒

二、主编与副主编

书　名	主审	主编	副主编
《静脉治疗护士临床工作手册》	黎志宏	李乐之	高竹林　夏春芳
《急危救治护士临床工作手册》	李乐之	李亚敏	赵先美　彭　娟
《糖尿病联络护士临床工作手册》	周智广	黄　金	杨玲凤　王　琴
《营养管理护士临床工作手册》	李乐之	黄　金	张孟喜　李迎霞
《围手术期管理护士临床工作手册》	李乐之	赵丽萍	刘卫红　徐　灿
《教学护士临床工作手册》	李乐之	赵丽萍	张慧琳　方春华
《疼痛管理护士临床工作手册》	李乐之	姜志连	陈谊月　肖　树
《药疗咨询护士临床工作手册》	李乐之	欧尽南	王小艳　杨　群
《康复护士临床工作手册》	李乐之	何桂香	谭晓菊　熊雪红
《造口伤口护士临床工作手册》	李乐之	曾立云	金自卫　杨　静
《心理联络护士临床工作手册》	陈晋东	陈琼妮	张展筹　汪健健
《礼仪促进护士临床工作手册》	李乐之	周昔红	欧阳沙嫒　骆璐

《专科护士临床工作指南》丛书编写组

2018 年 3 月

中南大学湘雅二医院始建于 1958 年,是国家教育部重点高校——中南大学附属的大型综合性三级甲等医院,是国内学科最齐全、技术力量最雄厚的医院之一。医院脱胎于 1906 年美国雅礼协会在中国创办最早的西医院之一——雅礼医院,素有"南湘雅"之美誉。经过几代人六十年的努力,湘雅二医院不断发展壮大,医疗护理、医学教育及科学研究均居于全国前列水平。医院拥有两个国家临床医学研究中心、6 个国家重点学科以及包括临床护理在内的 23 个国家临床重点建设专科。作为湖南省专科护理质量控制中心挂靠单位,牵头指导全省 15 个专科领域专科护士的培养与认证工作。

为响应国家医改目标导向,深入开展优质护理服务示范工程,建设一流临床护理重点专科,进一步提高护士专业素养和综合素质,医院积极探索适应新形势、满足护理新需求的专科护士培养途径。近十年来,依托医院优势学科,借助开展湖南省专科护士培训工作的经验,结合医院护理学科发展实际,构建了多部门多学科联动的专科护士培养体系,整合了院内 12 个护理专业小组,从培训、考核、研究、质控以及专科护士层级培养与使用等方面开展了大量卓有成效的工作。

为继承湘雅优良传统,弘扬医院文化理念,展示我院建院六十年来在护理学科建设尤其是护理人才培养方面的经验与做法,护理部组织 12 个护理专业小组编写了这套《专科护士临床工作手册》丛书,从每个领域专科护理发展的历史沿革、组织与管理、质量控制等方面介绍了医院对专科护士的培养与使用策略;每本书还重点介绍了各领域专科护士必备的知识和基本技能,为专科护士打好理论和实践基础提供支持与借鉴。丛书的出版,将为广大读者带来新的视角、新的理念和新的方法,为护理学生和临床护士规划职业生涯和提高专业素养提供新的参考,为护理管理者谋划学科发展提供新的思路。

我院将在习近平新时代中国特色社会主义思想指引下,始终秉承"公勇勤慎、诚爱谦廉、求真求确、必邃必专"的湘雅校训和"团结、严谨、求实、创新"的院训,践行"技术硬如钢,服务柔似水"的二院文化理念,不断完善专科护士的培养模式,与全国护理工作者一道,共同提高专科护理水平,造福更多病人,为健康中国建设作出新的更大的贡献。

中南大学湘雅二医院院长
周智广
2018 年 6 月于长沙

2011年3月8日,国务院学位办颁布了新的学科目录设置,其中护理学从临床医学二级学科中分化出来,成为了一级学科,这给护理学科发展提供了广阔的空间,也给护理工作者提出了如何定位护理学科以及如何加强学科建设、提升护理学科内涵与质量的问题。广大护理工作者围绕培养护理人才、夯实护理基础、提升护理专科化水平、加强科学管理和创新护理手段等方面开展了大量卓有成效的工作,促进护理学科迅速发展,使其逐渐成为既与临床医学有交叉又有自身特色的独立学科体系。

临床护士专业化,是临床护士在专业上发展的新领域,是护理学科建设的重要元素,是适应社会进步和诊疗技术不断发展的重要手段,是保证护理工作质量、合理使用护理人力资源、构建护理人才梯队以及体现护士专业价值的重要举措。提升临床护士的专业化水平,需要在建立护士专科培训和管理使用机制的基础上,加强专业知识和专业技能培训,增加护士工作责任感、成就感,进而提高他们在不同专科领域的能力。

中南大学湘雅二医院系国家卫计委临床护理重点专科建设项目单位,湖南省专科护理质量控制中心挂靠单位。医院以建设国家临床护理重点专科为契机,借鉴培养、认证、考核湖南省专科护士方面的经验,构建学科联动专科护士培养体系,联合医务部、教务部、药学部及营养科等部门及各临床专科,成立12个护理专业小组,从培训、考核、研究及质控以及专科护士层级培养与使用等方面开展了大量工作,取得有目共睹的成效,并在湖南省专科护士能力提升大赛中斩获冠军。

为分享在专科护士培养与使用方面的经验,中南大学湘雅二医院组织各专业组长及专科护士编写了这套《专科护士临床工作手册》丛书,共12本,由医院护理部正副主任、科护士长担任主编,各专业组组长、副组长担任副主编。丛书共12本,涵盖了静脉治疗、围手术期管理、急危救治、糖尿病联络、康复护理、造口伤口护理、营养管理与支持、疼痛管理、心理联络以及药疗咨询等病人需求大、专业化要求高的领域,也包括了临床教学、护理礼仪促进等提升护理管理水平的领域。丛书既介绍了专业组构建与管理相关的信息,也介绍了各领域专科护士必备的专业知识与专业技能,对规范专科护士培养以及拓宽专科护士专业视野、提升专业能力有良好的借鉴作用。

探索科学、有效的专科护士培养与使用策略,不断提升临床护士专业化水平,促进临床护士适应社会的进步、医学专业的发展和人民群众对美好生活的期盼,是广大护理管理者和护理教育者恒久关注的话题,也是广大临床护士努力的方向。期待丛书的出版,能为护理工作者提供一些新的思路,也为护理学科发展注入新的生机和活力。

中南大学湘雅护理学院院长

唐四元

2018 年 3 月

前　言

糖尿病是一个复杂且累及多系统的疾病,其急慢性并发症严重危害人的健康。由于糖尿病的高患病率,除了收治于内分泌科以外,还常因各种急慢性并发症或并存其他疾病而入住非内分泌科,如心血管内科、肾病内科、神经内科、眼科、神经外科、普通外科等。非内分泌科合并糖尿病的患者占 10% 左右,糖尿病专科护士虽然在糖尿病护理、健康教育和管理工作方面承担了大量的工作,但无法覆盖非专科糖尿病患者,多学科协作逐渐应用于非专科糖尿病患者的管理。实践证明,由非糖尿病专科糖尿病护理骨干即联络护士组成的多学科糖尿病护理团队是糖尿病患者管理最有效的管理模式,而糖尿病联络护理团队建设正处于起步阶段,其团队的组织建设、管理、培训等尚无规范和统一的指导手册。为加强综合医院非糖尿病专科糖尿病患者临床护理和管理,促进多学科糖尿病护理专业团队的建设,充分考虑非糖尿病专科护士应具备的糖尿病护理理论知识和实践技能的需求,满足各临床科室培养糖尿病联络护士的需要,我们对糖尿病护理相关的基本理论、基本知识和基本技能进行梳理,精心编写《糖尿病联络护士临床工作手册》,旨在向广大糖尿病联络护士提供一本具有临床实用性、指导性和可操作性的专业指导手册。

在编写过程中,充分注重非专科糖尿病护理联络护士岗位知识和技能的需求,全面介绍糖尿病联络护士的发展、糖尿病护理基本知识和基本技能,优化护理程序。本书文字简明扼要,通俗易懂。全书分三篇共十九章,第一篇为概述,包括糖尿病联络护士的历史沿革、糖尿病联络护士的组织与管理、糖尿病联络护理的质量与安全管理;第二篇为糖尿病联络护士必备的基本知识,从糖尿病概况、糖尿病教育、饮食治疗、运动治疗、口服降糖药治疗、胰岛素治疗、血糖监测、并发症的预防及护理,以及特殊人群的糖尿病管理进行理论阐述;第三篇为糖尿病联络护士必备的基本操作技术,着重阐述糖尿病联络护士需要掌握的辅助诊断试验方法及标本采集技术、治疗给药技术及病情监测技术等,包括糖代谢试验、口服葡萄糖耐量试验、糖化血红蛋白检测、胰岛素释放试验和 C 肽释放试验、血糖监测技术、胰岛素笔注射技术、胰岛素泵注射技术、尿液检查、神经系统检查等。

本书由长期从事糖尿病护理临床与教学的资深专科护士共同编写,以医学专业教材为基础,参考多部医学专著,引进最新的护理理论,融入编者丰富的临床护理体会,力求达到科学性、学术性和实用性并存的目的。本书不仅可作为临床糖尿病联络护士的工作指南,也可供在职护士、进修护士及护生使用。

由于编者水平有限,书中不足之处敬请各位读者批评指正。

黄　金

2019 年 03 月

目 录

第一篇 概 述

第二篇　糖尿病联络护士必备的基本知识

第一篇
概　　述

第一章　糖尿病联络护士的历史沿革

一、糖尿病联络护士的角色产生

随着医学分科的越来越细化，研究越来越深入，护理专科化已成为许多国家临床发展的策略和方向。越来越多的研究表明，专科护士在适应医学发展、满足人们对健康的需求及提高专科疾病护理质量等方面均起着非常重要的作用。专科护士（clinical nurse specialist，CNS）是在护理专业化进程中形成和将发展成为未来的高级临床专家（advanced practice nurse，APN）。专科护士需要具备一定执业资格，在某个专门的临床护理领域为卫生保健的服务对象提供专门化的护理服务。糖尿病专科护士（diabetes specialist nurse，DSN）是指具备一定执业资格，在糖尿病领域进行系统化的理论和实践培训，具备相应的糖尿病专科护理能力，能熟练运用糖尿病专科护理知识和技术为糖尿病患者提供专业化护理，经考核合格获得专科资格证书的注册护士。糖尿病专科护士虽然可以使糖尿病专科的糖尿病患者得到专业化、规范化的糖尿病护理、教育及管理，但是糖尿病专科护士服务对象尚未覆盖非糖尿病专科合并糖尿病的患者。因此，非糖尿病专科糖尿病患者的护理、教育、管理仍欠缺，需要有联络护士的参与。

糖尿病发病率在全球呈快速增长的趋势，现已成为继心脑血管疾病、恶性肿瘤之后第 3 位严重危害人民健康的慢性非传染性疾病，其防治工作受到世界各国的高度重视。然而，糖尿病本身并不可怕，可怕的是它的并发症。糖尿病患者因长期受到慢性高血糖的影响，可伴发各种器官（尤其是眼、心、血管、肾、神经）损害、器官功能不全或衰竭，导致残废或者早亡。有文献报道，医院住院患者中约有 10% 的患者患有糖尿病，而糖尿病患者需要住院治疗时不一定收治于内分泌或糖尿病专科，而往往因糖尿病大血管病变、周围神经病变、视网膜病变、糖尿病肾病等并发症或合并其他疾病收治于全院的各临床科室，如心血管内科、神经内科、肾内科、眼科、血管外科等非内分泌科科室。也有证据表明非内分泌科糖尿病患者因血糖控制不佳,可引起切口感染,甚至导致败血症、切口不愈合或延迟愈合等,最终延长住院时间、增加医疗费用、占用医疗资源、加重社会经济负担,甚至增加死亡率。

糖尿病教育是糖尿病"五驾马车"综合治疗中非常重要的一个环节,对糖尿病患者加强教育,不但可以增强患者对临床治疗的依从性,改善糖尿病控制现状,预防各种急、慢性并发症的发生和发展,提高患者的生命质量,而且对节约医疗费用、减轻社会经济负担均有较大的价值。国际著名教育家 Assal 教授提出:"高质量的糖尿病及其并发症的治疗取决于糖尿病的教育,如何更好地推广及实行糖尿病护理管理是摆在我们广大医务工作者面前的一大课题"。因此在糖尿病防治中,糖尿病专科护士提供专业的糖尿病教育显得尤为重要。然而,我国医院的分科设置不利于糖尿病患者的综合管理,掌握良好的糖尿病专科护理知识的护士均集中于内分泌或糖尿病专科,非内分泌科护士糖尿病专业知识和技能水平及糖尿病患者血糖控制状况均不尽如人意。多项研究发现,我国医院非内分泌科护士对糖尿病诊断新标准、治疗的新进展不了解,会导致一些错误的教育和指导方法;糖尿病知识欠缺、操作不规范,在糖尿病护理方面存在误区,需要加强非内分泌科护士糖尿病知识和技能的培训。非内分泌科的糖尿病患者目前还难以得到与内分泌科住院糖尿病患者一致的同质化护理。如何让非内分泌科住院的糖尿病患者得到关于糖尿病的有效照顾?在英国、美国等提出了设立联络护士角色,参与和协助糖尿病专科护士进行糖尿病管理的工作模式。由此,有关培训非内分泌科护士糖尿病知识、教育技巧、专科技能及建立医院糖尿病护理团队不断兴起,"糖尿病联络护士"这一新的角色应运而生。这一名词于 2006 年在我国护理文献中开始出现,而"糖尿病联络护士(diabetes liaison nurse; diabetes link nurse, DLN)"一词最早出现于 20 世纪 90 年代的美国、澳大利亚、英国文献中,分别在精神科护理领域、慢性病的随访和护理、重症监护病房中从事精神科与社区、重症监护病房与社区之间医护沟通与合作,使诸多干预及转诊更有效。随后,国外糖尿病领域中也出现了联络护士,大多为医院与社区健康服务机构之间的联络小组中或多学科团队中的护士成员,在其中发挥相互沟通协调等作用。

我国学者对于糖尿病联络护士这一角色的定义颇多,文献中广泛认同的定义是:糖尿病联络护士是联系糖尿病专科护士与普通科临床护士,提供糖尿病专业信息沟通的护士。在本工作手册中,糖尿病联络护士是指医院非内分泌科或非糖尿病专科护士,经过糖尿病联络护理专项系统化的理论和实践培训,经考核合格认定的注册护士。糖尿病联络护士应具备护理合并糖尿病患者的基本知识和技能,能正确评估糖尿病相关护理问题,熟练运用糖尿病护理基本知识和技术,提出糖尿病相关护理会诊,培训和指导本专科护士实施糖尿病护理和教育。糖尿病联络护士在合并糖尿病患者管理中起重要作用，是非内分泌或非糖尿病专科护士与糖尿病专科护士及糖尿病教育护士的桥梁，是全院糖尿病护理团队的一员，是糖尿病患者得到同质化护理的重要保障。

二、糖尿病联络护士的发展现状

糖尿病联络护士这一角色最早见于国外的文献，出现于医院或社区健康服务机构，在糖尿病患者于医院与社区健康机构就医、转诊、接受健康教育等方面发挥沟通联络作用。与国外糖尿病联络护士相比，我国糖尿病联络护士出现于医院，负责非内分泌科合并糖尿病患者的健康教育及联络专科会诊、转诊等协调联络工作。下面着重介绍我国糖尿病联络护士的发展现状。

（一）医院糖尿病联络护士的设立

据文献报道，2005 年暨南大学附属第一医院是我国最早成立糖尿病联络护士工作小组的医院。直至 2017 年，多家医院创建了糖尿病联络护士团队，如广东省人民医院、北京大学深圳医院、广州市红十字会综合医院、江苏大学附属医院、江苏省苏北人民医院、安徽省合肥市第二人民医院、东南大学医学院附属盐城医院、华中科技大学同济医学院附属协和医院、中南大学湘雅二医院、华中科技大学同济医学院附属荆州医院、南昌市第一医院、唐河县人民医院、西安交通大学第二附属医院、广西钦州上思县人民医院、湖北省随州市曾都医院等。

（二）糖尿病联络护士的组织管理

医院糖尿病联络护士团队有的被命名为糖尿病联络护士工作小组，也有被命名为糖尿病联络小组、糖尿病护理小组等。其组织管理有的由护理部直接管理，也有的由护理部质量管理委员会或专科护士质量管理委员会管理。组长由糖尿病专科护士担任，在全院各科中遴选糖尿病联络护士。糖尿病联络护士在各科除担任普通科护士的角色外，同时兼任对本护理单元糖尿病患者的管理及教育职能。

（三）糖尿病联络护士选定条件

糖尿病联络护士大多采用符合条件的骨干护士或护士自愿报名参与。工作年限要求从事临床护理工作 3~5 年，也有要求 5 年甚至 6 年以上临床一线工作经验。热爱糖尿病护理教育管理工作，具备扎实的护理专业知识，且有一定的教学能力和科研能力；有良好的职业素质，责任心强；具备良好的沟通能力；有合作精神，有同情心、爱心和奉献精神。

（四）糖尿病联络护士的培训

对糖尿病联络护士的培训，大多采取专科理论知识与实地培训相结合。

1. 理论培训 组织糖尿病联络护士集中进行糖尿病相关专科理论知识

的培训,有集中短期脱产理论培训,也有分期集中理论培训,如每周、每月、每季、每年培训。培训内容包括:糖尿基础知识、饮食治疗、运动治疗、药物治疗、自我监测、急慢性并发症、健康教育策略、沟通演讲技巧等。授课师资包括院内外专家、内分泌科医师、糖尿病专科护师、营养师等。

2. 实践培训　有集中对糖尿病联络护士进行糖尿病护理相关技术操作培训,也有将糖尿病联络护士分期分批安排到内分泌科病房进行专科护理实地培训,培训时间为 1~2 周。内分泌科护理单元成立专门带教小组,由具有良好内分泌科护理工作经验且具备高学历的护理人员担任临床带教老师,实行一对一带教。一般均制订培训目标与计划,包括:糖尿病饮食的换算;胰岛素笔、血糖仪、胰岛素泵的正确使用;低血糖的判断和急救处理;口服降糖药的护理;糖尿病的运动疗法;糖尿病足部护理、口腔护理、皮肤护理、心理护理;糖尿病自我监测;糖尿病急性并发症、慢性并发症的护理等。轮训期间,每位联络护士负责分管床位的糖尿病患者从入院到出院全程的护理、教育、管理工作,每周参加糖尿病健康教育门诊 2 次,参与科室糖尿病患者健康教育课程,结束前进行理论和专科操作考核,并撰写培训小结。

（五）糖尿病联络护士的工作模式

目前,医院糖尿病联络护士的工作模式基本上是以糖尿病专科护士为核心,糖尿病联络护士为主要成员,联络护士与专科护士紧密联系、相辅相成,共同管理糖尿病患者。当非糖尿病专科收到合并糖尿或高危糖尿病患者时,首先由联络护士对患者进行评估,并进行对应的健康教育,当遇到自身无法解决的问题时,则提出糖尿病专科护理会诊申请,邀请糖尿病专科护士到病房会诊,给予相应的教育及指导,避免误治或错误的指导,减少糖尿病患者并发症的发生,实现对全院的糖尿病患者进行全面的护理和科学的管理。

糖尿病联络护士主要的工作范围与职责:联络护士对所在护理单元的糖尿病患者提供基础的糖尿病护理;对所在护理单元特殊、疑难、复杂的糖尿病患者进行初步评估后提出会诊;协助糖尿病专科护士建立全院糖尿病患者档案,有利于将来对所有患者进行有效的教育、跟踪、管理;有利于定期、系统地对糖尿病并发症进行检查;定期参加糖尿病联络护士工作会议,反映本护理单元内糖尿病护理存在的问题,与糖尿病专科护士共同寻找解决的办法。

（六）糖尿病联络护士的工作成效

我国糖尿病专科护理工作及专科护士培训均起步较晚,糖尿病专科护士数量远远不能满足糖尿病护理的需要,同一疾病在不同的科室应得到相同的服务标准,糖尿病联络护士无论在医院还是在社区,作为糖尿病专科护士与非内分泌科护士之间提供糖尿病专业信息沟通渠道的护士,是糖尿病专科护士的延伸,并起到补充作用。通过建立糖尿病联络护士团队及开展工作,能提升糖尿病联络护士糖尿病的护理能力并改善住院患者的血糖管理。

1. 提升联络护士糖尿病护理能力　多项研究发现,非内分泌科护士对糖尿病知识掌握总体较差,护士掌握的糖尿病知识及技能远远不能满足患者的需要。因此,对非内分泌科护士进行糖尿病知识及技能培训就显得尤其必要。糖尿病联络护士培训结果证实,糖尿病联络护士在接受培训前,糖尿病护理专业理论知识和专科操作技术的掌握程度很低,对胰岛素泵的护理几乎是盲点,经过理论培训,尤其实地培训后,联络护士的专科理论知识和操作技能均较培训前明显提高,对糖尿病患者病情的评估及干预能力增强,对胰岛素笔和血糖仪的正确使用率达到100%。同时,糖尿病联络护士能更有效地对其所在科室的护士进行糖尿病护理专业指导,能主动纠正科内护士不规范的操作,杜绝了一些不良事件的发生。另外,糖尿病联络护士经过培训后能对糖尿病患者进行相关知识的健康教育,提高患者的自我管理能力。

2. 改善全院患者的血糖管理　糖尿病联络护士除对明确诊断为糖尿病的患者进行评估、教育和管理外,还对住院患者的血糖进行全面关注和管理。据文献报道,联络护士对合并糖尿病的患者入院后进行全面的评估,包括基本资料(如年龄、性别、身高、体重、文化、经济、饮食习惯、烟酒嗜好、运动习惯、工作性质及强度等);空腹血糖、餐后血糖及糖化血红蛋白水平;目前的治疗方案;糖尿病知识掌握程度及对糖尿病的认识;神经和血管病变情况(包括视力、肢体感觉、血运、糖尿病足);自我血糖监测、足部护理、胰岛素注射技巧等。根据评估的结果对患者进行个体化的健康教育和指导,包括根据患者的病情及饮食习惯制订合理的食谱;根据患者的身体状况安排切实可行的运动方案;根据医嘱指导患者正确服药,如服药的时间、剂量、胰岛素注射技巧;告知患者血糖监测技巧,指导患者如何发现低血糖及其预防和应对措施。

对于入院后诊断为糖尿病的患者,根据患者的文化程度给予糖尿病基本知识及治疗方法指导,包括饮食、运动、药物、自我监测等,使其接受糖尿病并消除对糖尿病的恐惧心理。对于血糖异常而尚未诊断为糖尿病的患者,应查明原因,有必要进行葡萄糖耐量试验以便进一步诊断。对糖尿病高危的肥胖及有糖尿病家族史者,指导患者保持理想体重、健康饮食、坚持体育锻炼等。

总之,糖尿病联络护士在工作中承担了糖尿病专科护士的部分工作,为患者提供健康教育和咨询,提供基础的糖尿病护理。糖尿病患者在接受糖尿病联络护士的健康教育后,其糖尿病知识的认知水平提高,血糖得到有效控制。

3. 提高了糖尿病患者自我管理能力　多项研究发现,合并糖尿病的患者通过接受糖尿病联络护士有针对性的健康教育后,主观能动性得到提高,遵医行为改善。糖尿病联络护士引导患者接受胰岛素治疗,掌握胰岛素注射方法、血糖自我监测、足部护理技巧等,提高了糖尿病相关知识水平。

4. 增进医护沟通及多学科协作　医院在没有成立糖尿病联络护士小组之前，非内分泌科遇到合并糖尿病或高血糖现象时，则由医生填写会诊单，邀请糖尿病专科医生会诊，护士则较被动地执行医嘱。而成立糖尿病联络护士小组后，联络护士关注所有患者，及早发现血糖异常患者，进行初步评估及教育，并将信息反馈给医生，相互沟通，从而制订最佳的治疗方案。对于并发症多的糖尿病患者，往往需要多个专科的医师、营养师、心理治疗师等多学科会诊及指导治疗，联络护士执行会诊治疗方案，使治疗方案更有效。

三、糖尿病联络护士的发展展望

近年来，糖尿病专科护士的角色及作用已逐渐被医生、护士、患者及家属认可，他们在临床护理工作中担任着教育者、咨询者、研究者、协调者等多重角色，发挥着重要的专科指导作用。然而医院中糖尿病专科护士的数量有限，需要糖尿病联络护士协助其与非糖尿病专科护士之间达成信息的沟通、传播与交流。Cullum 认为，联络护士已被看作是非常有价值的资源，医院趋向在病房中建立糖尿病联络护士。国内糖尿病联络护士目前正处于起步阶段，存在糖尿病联络护士的准入门槛偏低、糖尿病知识的掌握程度参差不齐、相关经验不足等问题，但其发挥的作用毋庸置疑。糖尿病联络护士有着广阔的发展空间，其在糖尿病患者管理方面扮演着越来越重要的角色，必将对我国糖尿病护理的发展起到积极的推动作用。

第二章 糖尿病联络护士的组织与管理

第一节 糖尿病联络护理专业组的构建

一、指导思想

坚持"以患者为中心"的护理服务宗旨,发展以糖尿病专科护士为核心,全院护理单元糖尿病联络护士共同参与的多学科糖尿病护理团队,深入贯彻优质护理服务,对住院糖尿病患者提供规范的临床糖尿病护理和健康教育,全体糖尿病患者均能得到规范化、同质化的糖尿病护理。

二、组织管理架构

糖尿病联络护理专业组隶属于护理部或护理部下属的护理专业发展委员会,实行护理部主任、专业组组长、组员直线型管理体系。在护理部主任领导下,由糖尿病专科护士或护理专家担任组长,负责糖尿病联络专业组的各项具体工作。医院每个护理单元(糖尿病专科除外)选派1~2名护士参加,资质审核合格后成为组员,参加专业组培训,考核合格后履行糖尿病联络护士职责。由3~4名核心成员作为小组长,负责分管培训和质量控制、护理科研、宣传报道等各项工作(图2-1)。

三、工作职责

(一)专业组职责

1. 负责编制糖尿病联络护理专业组的管理制度、工作流程、技术操作规程、护理质量考核与督查标准、各类应急预案等。

2. 制订和实施糖尿病联络护理专业组工作计划和培训方案。

3. 组织开展院内糖尿病护理理论知识、实践技能培训和考核,学习和推广糖尿病护理新业务、新技术及新理论。

4. 组织开展糖尿病相关的多学科护理会诊,促进全院糖尿病护理质量的提高。

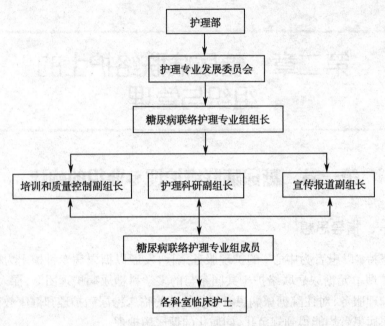

图 2-1　糖尿病联络护理专业组的管理架构图

5. 负责制订糖尿病护理专项护理质量与安全控制标准并组织实施质控,持续改进和提高糖尿病护理质量。

6. 积极开展以解决糖尿病临床护理问题为基础的护理研究和技术创新,提升护理水平。

7. 开展糖尿病护理专科门诊,做好新诊断糖尿病患者的健康评估,建立健康信息档案,指导糖尿病患者降糖药的使用、胰岛素注射、血糖监测等自我管理技能。

8. 积极探索糖尿病患者延续护理,做好出院随访,对接社区糖尿病护理管理。

9. 建立和维护糖尿病联络护理专业组、糖尿病病友信息交流平台,开展多学科组、糖尿病病友交流联谊活动等。

（二）组长职责

1. 在隶属护理部的护理专业发展委员会主任的指导下开展专业组工作。

2. 负责组织和落实专业组的各项具体工作。

3. 负责主持、策划和具体实施专业组的各项活动,制订工作计划及组织实施,进行总结和持续改进。

4. 负责组织督查并指导糖尿病联络护理专业组成员的工作,定期对糖尿病联络护理工作进行评估、培训、考核及质量控制。

5. 负责糖尿病教育门诊排班,落实糖尿病护理会诊工作。

6. 负责主持糖尿病护理相关的科研工作,主动学习和传播专科新知识、新技能。

（三）副组长职责

副组长负责协助组长分管专业组内具体某项特定工作,如培训、质量控制、科研创新、宣传报道等。

（四）秘书职责

1. 协助组长开展小组的全部工作。

2. 负责与组长、核心成员、联络员之间的沟通。

3. 负责相关资料的收集和整理并反馈。

（五）联络护士职责

1. 在专业组长的指导下进行专科糖尿病护理工作。

2. 严格执行糖尿病联络护理专业组的各项规章制度、工作流程及技术操作规程,为糖尿病患者提供全面、专业、有针对性的护理服务。

3. 积极参加院内外各类糖尿病联络护理相关学习和培训,熟练掌握糖尿病相关知识与技能。

4. 负责制订和督促实施本科室糖尿病教育路径,结合本专科特点,为本科室糖尿病患者提供健康指导和咨询服务。

5. 负责本科室护理人员糖尿病相关知识的培训。

6. 善于评估和总结本科室合并糖尿病患者的临床护理特点,遇到本专科糖尿病护理疑难问题,及时申请和参与护理会诊。

7. 负责本科室糖尿病护理相关科研工作,参与糖尿病专业组护理质量控制和督查工作,积极参加糖尿病公益活动、科普宣传等工作。

四、工作目标

充分发挥全院糖尿病联络护理专业组和成员的作用,按时制订和完成工作计划,及时培训和更新联络护士的糖尿病相关知识和技能,适时开展多学科糖尿病护理会诊,定期督导糖尿病联络护理质量,实现全院糖尿病患者护理和健康教育规范化及同质化。

五、工作制度

（一）培训制度

1. 糖尿病联络护士必须完成本专业组规定学时的理论和实践培训,并通过考核才能获得糖尿病联络护士的资质。

2. 糖尿病联络护理专业组定期对联络护士开展糖尿病相关知识和技能

的培训,及时更新糖尿病护理新知识、新理念、新技术。

3. 糖尿病联络护士每年必须参加糖尿病联络护理专业组活动,完成规定学时糖尿病相关培训,及时更新本科室护理人员有关糖尿病护理及教育知识和技能,提高糖尿病护理水平。

4. 糖尿病联络护士培训本科护士使用与管理便携式血糖仪、动态血糖仪、胰岛素笔、胰岛素泵等。

(二)糖尿病相关仪器、设备管理制度

1. 指定专人负责管理糖尿病相关仪器、设备　每周定期负责检查仪器、设备的性能及数量、定点放置、使用维修、清洁消毒等情况,并记录在册。

2. 血糖仪、胰岛素泵执行"四定"管理　即额定数量、定位放置、定人负责、定期检查,并设本登记。

3. 建立仪器资料档案　①原始的使用说明书及有关资料。②原始操作程序。③记录重要仪器使用情况及维修维护情况。④严格按操作规程使用:使用者必须了解仪器的性能,严格按操作程序进行操作。不熟悉设备性能者,不可随便操作设备。如需用于培训等,需在专科护士指导下方可使用。⑤重要仪器、设备做到班班清点,保持清洁、干燥、性能良好,需要维修的仪器有标识并及时送修,且须交接班,并备有备用仪器。⑥仪器、设备责任人岗位变动,需要清点和办理移交手续,双方签名。⑦专科护士在安置动态血糖仪或胰岛素泵前负责培训患者及家属相关注意事项,安置后定时随访。

4. 血糖仪按质控要求做好日常质控、生化比对质控及特殊状态下的质控。

(三)健康教育制度

1. 就诊和住院患者一旦确诊患有糖尿病,应给予规范化的糖尿病健康教育。

2. 健康教育可采取多种形式,如文字宣传(板报、宣传栏、健康教育单)、视听教材(多媒体、幻灯、投影、录像、广播)、展览(模型、图片或实物)等,根据具体情况选择个别指导、集体讲解、召开座谈会及候诊区域的宣教。

3. 根据糖尿病患者及家属的学习需要及接受能力提供入院宣教、住院期间执行各种诊疗护理前后的指导、出院指导等,及时评价健康教育效果。

4. 住院患者出院后常规半个月内进行电话或网络随访,了解饮食、活动、服药、胰岛素注射、血糖监测、血糖控制等,并根据情况进行恰当指导。

5. 住院患者健康教育的主要内容

(1)糖尿病的自然进程。

(2)糖尿病的临床表现。

(3)糖尿病的危害及急、慢性并发症的防治。

（4）个体化的治疗目标。

（5）个体化的生活方式干预措施和饮食计划。

（6）规律运动和运动处方。

（7）饮食、运动、口服药、胰岛素治疗及规范的胰岛素注射技术。

（8）自我血糖监测和尿糖监测（当血糖监测无法实施时），血糖测定结果的意义和应采取的干预措施。

（9）自我血糖监测、尿糖监测和胰岛素注射等具体操作技巧。

（10）口腔护理、足部护理、皮肤护理的具体技巧。

（11）特殊情况应对措施（如疾病、低血糖、应激和手术）。

（12）糖尿病妇女受孕必须做到有计划，并全程监护。

（13）糖尿病患者的社会心理适应。

（14）糖尿病自我管理的重要性。

（四）糖尿病延续护理制度

1. 各科室建立糖尿病患者信息档案，出院时详细登记。

2. 对糖尿病或合并糖尿病患者出院 1 个月以内进行随访。随访方式包括电话随访、家访、门诊随访、住院随访等形式。

3. 随访中询问患者糖尿病相关症状、血糖水平、并发症的控制及用药情况等，做好患者饮食、运动指导，告知患者复查时间，提高患者遵医行为。

4. 条件允许对病情重、年老、活动不便的患者进行上门访视。访视前准备好各种医疗必备用品、病历资料，为患者监测生命体征、血糖等指标，将随访结果及时报告给医生。

5. 随访后做好记录。

（五）糖尿病联络护理质量管理制度

1. 结合各专科糖尿病护理特点，制订糖尿病及其相关并发症患者护理常规、应急预案、糖尿病联络护理质量评价标准等，并切实落实。

2. 定期督查糖尿病联络护理工作质量，包括护理单元糖尿病联络护理管理工作质量、糖尿病联络护士工作质量、糖尿病患者健康教育质量、糖尿病患者护理质量及执行糖尿病护理技术操作标准质量等，保障非糖尿病专科落实糖尿病护理。

3. 定期总结和分析糖尿病护理相关不良事件发生情况，整改相关问题，保障糖尿病患者护理安全。

4. 评价糖尿病护理会诊或查房质量，切实解决糖尿病相关的临床护理问题。

5. 定期开展糖尿病患者护理服务满意度调查，及时发现和整改糖尿病护理服务中存在的问题，提升糖尿病患者护理满意度。

第二节 糖尿病联络护士的素质、知识和技能要求

一、素质要求

医学模式的转变和责任制整体护理的推行,对护士素质提出了更高的要求。为适应 21 世纪糖尿病护理的发展,糖尿病联络护士不仅要具有基本的专业素质,还要有良好的心理素质、专业素质、职业道德素质、人文素质及身体素质。

1. 心理素质 糖尿病联络护士良好的心理素质有助于端正糖尿病患者就医态度、遵医行为、生活态度及对护理工作的满意度。因此,联络护士应培养和保持积极、乐观、开朗、自信、沉稳的情绪;拥有豁达的胸怀,能虚心听取不同意见,以取众之长、补己之短;善于理解、包容、换位思考;遇事不惊慌,能临危不惧地应对各种问题。

2. 专业素质 糖尿病联络护士除具备护士应有的专业素质外,还应具备应用糖尿病护理的基本理论和基本技能,为本专科糖尿病患者提供高水平的专业护理。

（1）要有扎实的专业理论知识。

（2）要有规范的实践操作能力。

（3）要有敏锐的洞察能力。

（4）要有分析解决问题的能力。

（5）要有评断性思维能力。

（6）要有机智灵活的应变能力。

（7）要有独立学习和创新能力。

3. 身体素质 护士职业是一个特殊的职业,其工作需要大量的体力与脑力劳动相结合,而且需要为服务对象提供 24h 连续服务。三班倒的工作性质带来生物钟改变对护士健康的影响,以及难以预见的病情变化,守护患者的生命安全压力,需要联络护士拥有健康的体魄、充沛的精力和高度集中的注意力。要求护士平时加强身体素质锻炼,注意饮食调理,合理补充营养和休息。

4. 职业道德素质

（1）具有热爱祖国、热爱人民、热爱护理事业的“三热爱”精神;为人民服务、为人类健康服务“两服务”的奉献精神。

（2）树立正确的人生观、价值观,以救死扶伤及实行人道主义为己任。

（3）具有诚实的品格、较高的“慎独”修养和高尚的思想情操。

5. 人文素质 为适应社会和护理学科发展的需要,护士必须掌握护理学

科的基本知识与基本技能,具有一定的文化修养和自然科学、社会科学、人文科学等多学科知识。培养正确的审美意识,培养一定的认识美、欣赏美和创造美的能力,使自己的言行举止、着装更得体有气质,提升自身形象,增强自信心和公众信服力,应对各种挑战。

二、知识和技能要求

1. 知识要求 要求糖尿病联络护士除掌握护理学科的基本知识外,经过培训和学习后,了解糖尿病流行现状、防治策略和最新护理信息;掌握糖尿病及其并发症的症状、体征和护理要求,特别要掌握本专科合并糖尿病护理资讯;具备开展糖尿病患者健康教育和大众健康促进的糖尿病健康和卫生知识,具备指导医护人员开展糖尿病防治的相关知识;还应具备在糖尿病护理领域内开展护理研究的相关知识。

2. 技能要求 糖尿病联络护士除应具备护士的基本技能外,还应具备满足本专科合并糖尿病患者护理需求的能力,包括护理评估能力、临床护理能力、病情观察能力、应急处置能力、健康教育能力、解决临床实际问题的能力等。

(1)护理评估能力:评估患者糖尿病知识、态度及行为状况;评估患者糖尿病治疗方案及药物使用情况;评估血糖及病情控制状况;评估糖尿病疾病负担及对家庭、社会、精神心理等的影响;评估患者糖尿病自我护理及自我管理能力等。

(2)临床护理能力:熟悉常用的糖尿病辅助检查目的、方法、意义和注意事项;掌握糖尿病综合防治措施,以及常用药物的作用、副作用及临床使用情况;掌握糖尿病常用的给药技术和血糖监测技术等。

(3)病情观察能力:患者合并糖尿病,往往血糖更难以控制,血糖容易波动,需要观察血糖变化;患者使用药物,需要观察药物的疗效及副作用等。联络护士应具有敏锐的观察力,善于捕捉有价值的信息。

(4)应急处置能力:患者使用降糖药期间有可能发生低血糖、跌倒等突发事件,护士应掌握相关突发事件的预防及处理方法;掌握急救技术和设备的使用,熟悉急救药品的应用,熟练地配合医生进行应急处置。

(5)健康教育能力:健康教育作为糖尿病治疗的首要措施,糖尿病联络护士应具备对本专科糖尿病患者进行个体化教育或小组教育,包括需求的评估、查找问题、制订目标、列出计划、实施计划及效果评价,充分体现本专科糖尿病治疗和自我管理特点。

(6)解决临床实际问题的能力:一方面,对于非糖尿病专科来说,医护人员处理糖尿病相关临床问题经验相对少,糖尿病联络护士应及时指导解决,否则提出会诊,及时解决。另外,要善于总结非糖尿病专科糖尿病患者护理特点和经验,甚至开展护理创新和科学研究。

三、工作角色

1. 临床护理者 糖尿病联络护士直接为非糖尿病专科糖尿病患者提供护理,应用糖尿病护理基本知识和技术,实施护理程序、执行医嘱及准确治疗,改善临床结局,确保患者安全。

2. 教育者 糖尿病的治疗措施大多需要自我管理而落实,糖尿病患者需要具备自我管理的知识和能力,需要糖尿病联络护士在对糖尿病患者的自我管理能力和教育需求进行评估的基础上,提供健康教育。另外,还需要对本专科护士进行糖尿病护理指导,提高糖尿病护理能力。

3. 咨询者 糖尿病联络护士作为本专科合并糖尿病患者护理骨干,拥有较为丰富的本专科糖尿病护理经验,应承担与本专科糖尿病护理相关的资讯咨询,为患者及医护人员提供糖尿病专科领域的信息和建议,协助患者解决治疗和护理问题。

4. 协调者 糖尿病联络护士作为多学科糖尿病护理团队的一员,架起了糖尿病专科与非糖尿病专科糖尿病患者护理的桥梁。遇到疑难护理问题,申请查房或会诊,保证了非糖尿病专科糖尿病护理的规范化、标准化和与糖尿病专科护理的同质性。同时,满足患者治疗护理需求,减少现存或潜在的医疗纠纷,保证护理质量。

5. 管理者 糖尿病联络护士负责本专科糖尿病护理质量和安全管理,负责培训和指导本科其他护士糖尿病护理,督促本专科护士执行糖尿病护理常规、糖尿病相关护理技术操作流程、糖尿病护理措施的落实等,确保糖尿病护理质量。

6. 研究者 糖尿病联络护士参与组织糖尿病相关学术活动,获得新知识、新技术;负责引进糖尿病护理新技术,推广和应用糖尿病护理新成果、新技术、新理论和新方法。同时糖尿病联络护士还负责收集和总结本专科糖尿病护理经验,结合本专科糖尿病护理中存在的问题开展研究。

第三节 糖尿病联络护士的遴选、培训与考核

糖尿病联络护士作为非糖尿病专科护士,均在各自专科担任本专科普通护士角色,但需兼职承担本专科糖尿病患者的教育、管理及护士的指导等工作。因此,糖尿病联络护士需要遴选一些符合一定条件的护士来担任,否则会影响糖尿病患者护理效果。

一、遴选

1. 遴选条件

（1）取得护师或以上职称的在职注册护士。

（2）护理专业大专学历者，从事临床护理工作5年以上；护理专业本科学历者，从事临床护理工作3年以上；护理专业硕士研究生学历者，从事临床护理工作2年以上。

（3）热爱糖尿病联络护士岗位，热衷于糖尿病护理及健康教育，有奉献精神，工作责任心强，有爱心，具有良好的医德修养。

（4）具有熟练的专业技能和扎实的理论水平，刻苦钻研业务。

（5）沟通能力强，有一定的组织能力和教学能力，能在护士长的指导下组织本科室护士开展业务学习。

（6）具有一定的教学及科研能力，近2年在正规刊物公开发表论文1篇以上。

（7）身体健康。

2. 遴选程序　以护理单元为单位，每个护理单元推荐1人。要求护理单元的护士对照遴选条件，采取自我申报，填写申请表。申请者多名时，则竞选出1名优秀者，科室同意后报护理部。

二、培训

糖尿病联络护士培训分为资格初次认定培训和资格继续认定培训。资格初次认定培训是指普通护士通过遴选拟成为糖尿病联络护士新成员时，对其进行短期脱产的规范化理论与实践培训，使其了解糖尿病联络护士的发展历程，明确糖尿病联络护士的职责和素质要求，熟悉工作流程和质量管理要求，具备糖尿病护理的基本知识和基本技能，达到糖尿病联络护士的基本要求，通过结业理论知识及操作技术考核后颁发"糖尿病联络护士培训合格证书"。随后，糖尿病联络护士要求定期接受专业组资格继续认定培训，不断更新知识和提高糖尿病护理能力。

（一）资格初次认定培训

1. 理论培训

（1）培训内容：糖尿病的基本概论、糖尿病急性并发症、糖尿病慢性并发症、糖尿病的饮食治疗、糖尿病的运动疗法、糖尿病的口服药治疗、糖尿病的胰岛素治疗、糖尿病的手术治疗、糖尿病的自我监测、特殊人群（孕妇、老年人、青少年）糖尿病的管理、糖尿病患者的足部护理、糖尿病患者心理护理、糖尿病患者健康教育的教与学、糖尿病护理质量控制、科研选题与论文写作等。

（2）培训时间：全脱产培训1周。

（3）培训要求：①培训学员人手一册《糖尿病联络护士临床工作手册》。②培训学员培训期间实施签到考勤，不得缺课、迟到、早退及请假，缺课者不得参加结业考试，不能获得"糖尿病联络护士培训合格证书"。③集中理论授课，教学方式以课堂讲授为主，辅以视听、案例分析及讨论等。④培训师资要求具有丰富的糖尿病临床医疗、护理、教育及管理实践经验，具备副主任医师及以上职称的医疗专家、高年资主管护师及以上护理专家或护理管理者。⑤培训完毕，对学员进行理论考试。

2. 实践培训

（1）培训内容：糖尿病患者护理评估、便携式血糖仪血糖监测、胰岛素笔使用的操作流程、胰岛素泵使用的操作流程、糖尿病护理相关应急事件的防范与处理等。

（2）培训时间：1周。

（3）培训要求：①实践培训在内分泌科护理单元进行，由糖尿病联络护理专业组分期分批安排，指定由内分泌科工作至少5年主管护师及以上老师带教；②参加培训进行签到考勤，不得迟到、早退，未完成实践者不得参加结业考试，不能获得"糖尿病联络护士培训合格证书"；③教学方式采用一对一跟班实践，对指定的实践内容进行示范、回示范的一一指导，以及放手不放眼的床旁指导等；④培训完毕，对学员进行操作考试，与理论考试一同成绩合格者才可以获得"糖尿病联络护士培训合格证书"。

（二）资格继续认定培训

1. 培训内容　糖尿病的防治、胰岛素使用、血糖监测、糖尿病护理及教育管理等指南更新内容，以及糖尿病治疗和护理的新理论、新方法、新技术、典型案例等。

2. 培训时间　每年至少8学时，每次1~2学时。

3. 培训要求

（1）培训形式可以是参加院内糖尿病相关知识培训，也可以是参加院外糖尿病相关研讨、培训及学术会议。

（2）糖尿病联络护士应积极参加院内糖尿病联络护理专业组培训。

三、考核与认定

1. 资格初次认定程序

（1）护理单元护士满足糖尿病联络护士遴选条件，个人提出申请，填报"糖尿病联络护士申请表"。

（2）护理单元审核推荐人员。

（3）护理部进行糖尿病联络护士资格初次认定培训及考核。

（4）整合理论考核与实践操作考核成绩,成绩合格者才可以获得"糖尿病联络护士培训合格证书"。

（5）糖尿病联络护士通过资格初次认定,有效期为2年。

2. 资格继续认定程序

（1）资格初次认定期满2年。

（2）积极参加小组培训,培训参与率≥90%。

（3）积极组织本科室成员开展工作,在院内或科内组织糖尿病相关知识授课≥2次/年。

（4）糖尿病联络护理专业组定期组织对小组成员培训和考核,连续2次考核不合格(得分≤80分)或科室发生人员变动,科室必须重新推荐成员,经培训、考核合格后护理部颁发证书。

第三章 糖尿病联络护理质量与安全管理

第一节 糖尿病护理相关应急事件的防范及处理

本节主要讨论低血糖、漏给或漏服降糖药、跌倒的防范及处理。

一、低血糖

（一）概述

1. 低血糖的诊断标准 低血糖是指多种原因引起的血糖水平低于正常低限的一种状态。正常成人的空腹静脉血浆葡萄糖（简称血糖）浓度为 3.9~6.1mmol/L。当正常人血糖 ≤ 2.8mmol/L（50mg/dl）时，称为低血糖；而对于糖尿病患者，只要血糖 ≤ 3.9mmol/L（70mg/dl）就可诊断为低血糖。糖尿病患者常伴有自主神经功能障碍，影响机体对低血糖的反馈调节能力，增加了发生严重低血糖的风险。同时，低血糖也可能诱发或加重患者自主神经功能障碍，形成恶性循环。低血糖是糖尿病患者最常见的并发症，并可反复发生。

2. 临床表现 低血糖的发生与血糖水平及血糖的下降速率有关，血糖降低并且出现相应症状及体征称为低血糖症。

（1）典型临床表现：①交感神经兴奋症状，表现为心悸、出冷汗、心率加快、焦虑、乏力、手抖、饥饿感等；②中枢神经系统症状，表现为头痛、头晕、吐字不清、神志改变、意识障碍甚至昏迷等。

低血糖早期症状可出现注意力不集中或处理日常工作有困难，也可能出现动作协调性差、肢体麻木、头晕等症状。如果未及时治疗，血糖水平会继续下降，出现发音含糊、意识混乱、定向障碍及行为异常等症状。如果低血糖较严重且持续较长时间而未得到及时治疗，会导致意识丧失、抽搐、昏迷，甚至死亡。

（2）非典型表现：①儿童、老年糖尿病患者：较特殊，其低血糖的典型症状一般不明显，常表现为行为异常和其他非典型症状，如睡眠增多、多汗、性格改变、失眠、多梦或心动过缓等；②其他患者：如患者糖尿病病史较长，发生了感觉神经或自主神经病变；还有一些患者在反复多次发生低血糖后会出现无警觉性低血糖症，患者可无心悸、出冷汗、四肢无力、饥饿感等自觉症状，一般表现为性格改变或癫痫样发作。

3. 低血糖的分级　低血糖的严重程度可根据患者的临床表现分为轻度、中度和重度三级（表3-1）。

表3-1　糖尿病低血糖的分级

级别	临床表现
轻度	仅有饥饿感，可伴一过性出汗、心悸，患者经进食后可缓解
中度	心悸、出汗、饥饿明显，有时可伴有手抖、头晕，及时补充含糖食物后可纠正
重度	此时血糖水平<2.8mmol/L，在中度低血糖症状的基础上，出现中枢神经系统供能不足的表现，如嗜睡、意识障碍、胡言乱语，甚至昏迷、死亡，需要他人协助治疗方可纠正

4. 影响低血糖严重程度的因素　影响低血糖严重程度的主要因素有血糖降低程度、年龄、血糖下降速度、低血糖持续时间、机体对低血糖的反应性和病程。

5. 低血糖的危害　①低血糖可导致反应性高血糖，造成血糖波动，加重患者病情。②低血糖可使心率加快、心肌缺血，诱发或加重心绞痛、心律失常、心肌梗死、脑卒中的发生。③低血糖可引起记忆力减退，增加治疗难度；长期反复严重的低血糖可导致中枢神经系统不可逆的损害（一般认为，严重的低血糖如果持续时间>6h即可导致永久性脑损伤），引起患者性格改变、精神失常。④低血糖可增加血小板的聚集而促进糖尿病血管并发症的发生和发展。⑤低血糖昏迷过久未被发现可造成死亡。

（二）引起低血糖的原因

临床上导致低血糖发生的原因有多种，主要有以下几点原因。

1. 药物　降糖药如胰岛素、口服降糖药（磺脲类和非磺脲类促分泌剂）等剂量过大；注射胰岛素、服用口服降糖药后没有按时进餐或进食量较平时减少；在运动的肢体上注射胰岛素，使胰岛素吸收加快；运动量较大时没有相应减少胰岛素、口服降糖药剂量或未及时加餐；使用胰岛素治疗的糖尿病患者发生肾功能不全，使胰岛素清除能力降低。

2. 生活方式　如饮酒，尤其是空腹饮酒。因为乙醇很快吸收入血液，刺激胰岛β细胞分泌出大量胰岛素，使血糖水平降低。同时，乙醇可迅速进入肝，还能抑制肝糖原的分解和异生，促使低血糖的出现。饮酒的同时服用普萘洛尔（心得安）、阿司匹林、磺胺类药物或抗抑郁药等，也可导致低血糖发生。

3. 疾病 脆性糖尿病患者、病情不稳定者、以前有过严重的低血糖或曾有过低血糖昏迷病史者、一些老年人、儿童糖尿病患者血糖控制过于严格时，也容易出现低血糖。

4. 血糖监测 主要原因为患者血糖监测依从性差，不能及时发现血糖变化。

5. 其他 长时间运动或突然运动；情绪不稳定或突然情绪改变；妊娠糖尿病患者分娩结束后等情况下均易诱发低血糖。

（三）低血糖的类型及特点

1. 根据低血糖发生的原因分类 按低血糖发生的原因分为药物性低血糖及反应性低血糖两类，主要与胰岛素和口服降糖药使用不当有关。其他原因引起的低血糖较少见。

（1）药物性低血糖：药物性低血糖主要见于服用胰岛素促泌剂（尤其是磺脲类药物）和注射胰岛素的糖尿病患者。磺脲类药物（如格列齐特、格列本脲、格列喹酮等）主要作用是刺激胰岛素分泌，降糖作用强，起效快，作用时间长，低血糖早期常不易察觉，而且低血糖持续时间长，甚至可能发生难以逆转的严重低血糖，故其用法不当时可导致低血糖的发生。而二甲双胍、噻唑烷二酮类和α-葡萄糖苷酶抑制剂类则相对安全，在单独使用时一般不会导致低血糖。

老年人、药物剂量过大、多种降糖药联合用药、肝肾功能损害、进食时间延长或进食量减少、运动量增加或运动时间延长等，均可增加患者服用磺脲类药物时发生低血糖的风险。

胰岛素是可直接降低血糖的肽类物质，胰岛素注射最常见的不良反应就是低血糖。当胰岛素剂量过大、注射时剂型选择错误、注射后未按时进餐或进食量减少、各种造成胰岛素吸收增快的因素（如运动、注射部位按摩等）、动物胰岛素改为人胰岛素等，均可使低血糖发生的危险性增加。

1型糖尿病患者由于胰岛素绝对缺乏，必须使用胰岛素治疗，而在长期胰岛素替代治疗过程中，低血糖是1型糖尿病患者必有的经历。有研究发现，胰岛素治疗的糖尿病患者每周至少会出现1~2次轻度或者无症状的低血糖，25%的患者可发生夜间无症状的低血糖，而夜间出现低血糖是最严重和最危险的。因此，必须加强防范，预防低血糖的发生。

2型糖尿病患者因皮下注射胰岛素产生低血糖时，胰高血糖素分泌减少，导致血糖升高的反应程度较正常人慢，而肾上腺素对低血糖的反应正常，故临床上低血糖恢复较快。

（2）反应性低血糖：反应性低血糖又称为特发性餐后低血糖、功能性餐后低血糖或刺激性低血糖。反应性低血糖是餐后低血糖症中的最常见类型,约占70%。

糖尿病性反应性低血糖主要因糖尿病早期胰岛素分泌延迟,在食物吸收高峰过后,血液中仍有过多的胰岛素而导致低血糖的发生,多见于2型糖尿病早期或空腹血糖受损(impaired fasting glucose, IGT),该类患者低血糖一般在餐后1.5~3.0h发生,具有典型的低血糖症状和体征,发作时血糖可低于2.8mmol/L,低血糖的发作与进食有关,尤其在进食高碳水化合物食物后容易发生。

早期2型糖尿病患者不合理饮食、用药、运动,均可增加反应性低血糖发生的风险。脆性糖尿病患者由于胰岛素绝对缺乏,血糖非常不稳定,容易发生高血糖与低血糖交替,应告知患者生活规律,平衡膳食。

2. 根据低血糖的临床表现分类

(1)严重低血糖:是低血糖的最严重类型,需要他人救助,低血糖发作时常伴意识障碍,低血糖纠正后神经系统症状明显改善或消失。

(2)症状性低血糖:血糖 ≤ 3.9mmol/L,且有低血糖症状。

(3)无症状性低血糖:血糖 ≤ 3.9mmol/L,但无低血糖症状。

(4)可疑症状性低血糖:一些患者出现低血糖症状,但没有检测血糖,称为可疑症状性低血糖。这类患者也应按低血糖处理流程进行处理。

(四)低血糖的预防

低血糖对人体身心健康会造成很大的危害,尤其对中枢神经系统可造成损伤,甚至导致死亡,故积极预防很重要。而低血糖的病因具有多样性和复杂性,预防措施因具体情况而定。

1. 加强糖尿病教育　对糖尿病患者及家属进行糖尿病知识宣教,提高患者及家属对疾病的认知。通过讲解或发放宣传资料等方式,让患者及家属了解糖尿病低血糖发生的原因、临床表现、防治方法等,提高患者对低血糖的防范意识及自我处理能力。

2. 对应用胰岛素或口服降糖药(尤其是胰岛素促泌剂)的患者做好健康宣教　指导患者严格按照医嘱和操作规范进行胰岛素注射或服用口服降糖药,并根据血糖变化、饮食、运动、病情等在医生的指导下进行剂量调整。调整剂量时从小剂量开始,逐渐增加剂量,同时应严密监测血糖水平。

3. 良好的饮食习惯　教会患者一天总热量的计算方法和三餐合理分配方法,同时指导患者应遵循饮食均衡及定时、定量进餐的原则,避免不按时进餐或进餐量时多时少。特殊情况下如不能进餐,则不宜注射餐前胰岛素及服用口服降糖药;如果进餐量减少,应相应减少胰岛素或口服降糖药剂量;胰岛素治疗者在已注射胰岛素但不得已延迟进餐时,应提前做好预防低血糖的准备,如预先进食适量饼干和糖果等。

4. 避免空腹饮酒 对于有饮酒习惯的患者,应对其进行健康宣教。《中国2型糖尿病防治指南(2017年版)》建议:①不推荐糖尿病患者饮酒,若饮酒,应计算乙醇中所含的总能量;②女性一天饮酒的乙醇量不超过15g,男性不超过25g(15g乙醇相当于350ml啤酒、150ml葡萄酒或45ml蒸馏酒);每周饮酒不超过2次;③应警惕乙醇可能诱发的低血糖,避免空腹饮酒。

5. 安全运动 虽然运动可以为糖尿病患者带来各方面的益处,但同时也可能会增加低血糖的发生风险,尤其是不合理运动。使用胰岛素治疗的患者,运动当天应避免在运动部位注射胰岛素,避免在胰岛素作用的高峰期运动;如果运动量增加,运动前适当额外增加碳水化合物的摄入;有条件者运动前后各监测血糖1次;外出运动时,告知患者随身携带糖尿病身份识别卡、饼干、糖果等。

6. 加强血糖监测,为血糖管理提供依据 向患者说明血糖监测的重要性和意义,并教会患者正确监测血糖的方法,以降低低血糖的发生率。

7. 调整治疗方案 对于严重低血糖和反复发生低血糖者,应调整糖尿病治疗方案,并适当调整血糖控制目标。

8. 为患者制订个体化的血糖控制目标 一般情况下,空腹血糖控制在4.4~6.1mmol/L,餐后血糖<8.0mmol/L,睡前血糖在5.6~7.8mmol/L,凌晨时血糖不宜低于4.0mmol/L。老年患者血糖控制目标应适当放宽,一般空腹血糖不超过7.0mmol/L,餐后血糖不超过10.0mmol/L即可。血糖控制目标因人而异,且不同疾病阶段血糖控制目标也不相同。一般情况下病程短、无并发症、年轻患者可严格控制血糖水平,尽量达到理想水平。病程长、合并并发症、身体状况较差、老年患者可适当放宽血糖控制水平。血糖控制目标的制订应与医生沟通,根据具体情况共同制订。

9. 夜间低血糖的预防 对于夜间习惯性发生低血糖的糖尿病患者,医护人员应共同讨论预防方案,教会患者如何计算一天总热量及合理分配餐次,并指导患者可适当减少晚餐进食量,睡前适当加餐。

10. 随身携带糖尿病身份识别卡和含糖食物 糖尿病患者外出时,应随身携带糖尿病身份识别卡,识别卡上注明姓名、联系方式、家庭住址、疾病诊断等,以便在外发生意外时为路人提供信息,及时救助;携带含糖食物,如饼干、糖果、巧克力等,以便有低血糖症状时可及时自救。

11. 其他 指导患者保持规律的生活起居,提高自我护理能力,保持积极乐观的情绪,学会释放压力的方法。

(五)低血糖的处理

当糖尿病患者出现饥饿、头晕、心悸、面色苍白等低血糖症状时,尤其是老年患者感知觉减退,有时无任何先驱症状即出现意识丧失,在条件允许的情况下,应立即监测血糖,确诊为低血糖时,应尽快补充碳水化合物类食品。

1. **意识清醒的患者**　可给予 15g 碳水化合物类食物,相当于 2~5 个葡萄糖片、半杯橙汁、两块方糖、一大勺蜂蜜、一杯脱脂牛奶、150~200ml 果汁或可乐等。15min 后复测血糖,如果血糖仍 ≤ 3.9mmol/L,继续予以上述食物一份,15min 后再监测 1 次血糖。同时应避免在低血糖期间过多摄入含碳水化合物的食物,否则可能会因摄入过多热量而引起高血糖,因此需加强血糖监测。

2. **病情危重或神志不清的糖尿病患者**　此时患者不能喂食,可遵医嘱予以 50% 葡萄糖溶液 60ml 静脉注射,或持续静脉滴注 10% 或 5% 葡萄糖溶液,或肌内注射胰升糖素 0.5~1.0mg。给予上述方法处理的同时,应密切监测血糖变化,并根据患者的意识和血糖情况遵医嘱予以相应的治疗和监护。

3. **妊娠糖尿病患者**　孕妇常因妊娠剧吐进食不足或胰岛素治疗不当而导致血糖水平太低(低于 2.8mmol/L)或血糖水平下降太快,可能出现孕妇低血糖症状。妊娠糖尿病低血糖危害大,低血糖的症状比较明显,很有可能导致昏迷、死胎等严重的后果,故孕妇一旦出现低血糖,一定要及时处理并到就近医院进行检查,以免发生危险。

4. **其他**　长效胰岛素及磺脲类药物所致低血糖往往持续较久,不易纠正,所以使用以上两种药物的患者在发生低血糖时,可能需要长时间静脉滴注葡萄糖,意识恢复后至少监测血糖 24~48h,以保证患者完全脱离危险期,同时应避免低血糖再次发生。

5. **低血糖纠正后的处理**　低血糖纠正后,血糖水平在 1h 后可能会再次降低,因此应在纠正后 1h 再次检测血糖。分析低血糖发生的原因,以做好患者及家属的教育指导。由于低血糖可诱发或加重心、脑血管并发症,监测血糖的同时也应监测生命体征的变化。

《中国 2 型糖尿病防治指南(2017 年版)》推荐的低血糖诊治流程见图3-1。

二、漏给或漏服降糖药

(一)漏服口服降糖药

如果患者偶尔忘记服药,并且漏服药物的时间不长,如本应在餐前半小时服用的药物,到了进餐时才发现漏服,那么及时补救是最明智的选择,也是最安全的办法。如果患者频繁漏服降糖药,则要及时告知医生,遵医嘱处理。处理不同种类的降糖药漏服的原则有所不同。

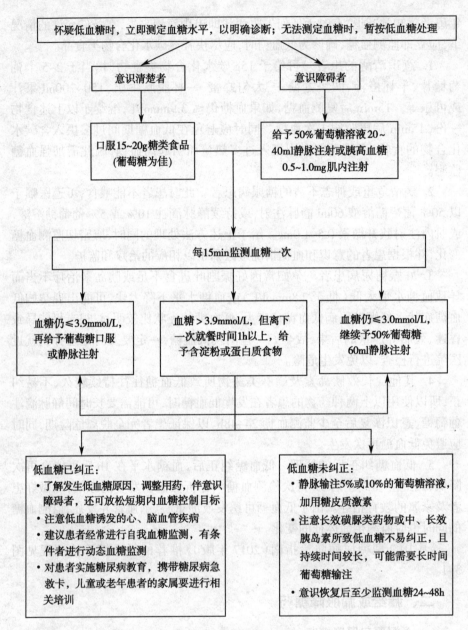

怀疑低血糖时，立即测定血糖水平，以明确诊断；无法测定血糖时，暂按低血糖处理

意识清楚者

意识障碍者

口服15~20g糖类食品
(葡萄糖为佳)

给予50%葡萄糖溶液20~
40ml静脉注射或胰高血糖
0.5~1.0mg肌内注射

每15min监测血糖一次

血糖仍≤3.9mmol/L，
再给予葡萄糖口服
或静脉注射

血糖>3.9mmol/L，但离下
一次就餐时间1h以上，给
予含淀粉或蛋白质食物

血糖仍≤3.0mmol/L，
继续予50%葡萄糖
60ml静脉注射

低血糖已纠正：
·了解发生低血糖原因，调整用药，伴意识
障碍者，还可放松短期内血糖控制目标
·注意低血糖诱发的心、脑血管疾病
·建议患者经常进行自我血糖监测，有条
件者进行动态血糖监测
·对患者实施糖尿病教育，携带糖尿病急
救卡，儿童或老年患者的家属要进行相
关培训

低血糖未纠正：
·静脉输注5%或10%的葡萄糖溶液，
加用糖皮质激素
·注意长效磺脲类药物或中、长效
胰岛素所致低血糖不易纠正，且
持续时间较长，可能需要长时间
葡萄糖输注
·意识恢复后至少监测血糖24~48h

图 3-1 低血糖诊治流程

1. 磺脲类药物　这类药物品种繁多，使用人群广，使用不当很容易出现低血糖，漏服此类药物的补救措施比较复杂。这类药物根据实际作用时间可分为短效和中长效两大类，一旦漏服，需要根据不同药物的特点进行处理。

（1）短效磺脲类药物：要求每餐前半小时服用，如格列吡嗪（美吡达）、格列喹酮（糖适平）、格列齐特（达美康）。如果到了进餐的时候才发现漏服，可以将进餐时间往后推半小时；如果进餐时间不能改变，也可以偶尔 1 次餐前直接应用，但要适当减少药量，这样做可能会引起餐后 2h 血糖较平时略高，但能够减少下一餐前出现低血糖的风险。

（2）中长效磺脲类药物：如格列吡嗪控释片（瑞易宁）、格列齐特缓释片（达美康缓释片）和格列美脲（亚莫利）。这类药物要求患者于早餐前半小时服用，一般 1 次 /d。如果早餐前漏服而于午餐前发现，可以根据血糖情况，按照原来的剂量补服药物。如果到了午餐后才发现，则可以视情况半量补服。对于年龄较大或者平时血糖控制较好的患者，若漏服超过 1d，不宜补服，以免造成夜间低血糖。

2. 非磺脲类胰岛素促泌剂　这类药物的代表药物有瑞格列奈（诺和龙）和那格列奈（唐力）。漏服此类药物的处理方法与漏服短效磺脲类药物类似。

如果到了两餐之间才发现漏服，则需要立即测量血糖，若血糖轻微升高，可以增加活动量而不再补服；若血糖明显升高，可以当时减量补服，但不能把漏服的药物加到下次用药时间一起服。但是如果到了下一餐前才发现漏服，则不用补服。正确的处理方式是测餐前血糖，如果餐前血糖升高不明显，就依旧按照原剂量服药，无需任何改变；如果血糖升高明显，可以适当减少下一餐用餐量，使血糖尽快恢复到正常范围。

3. α- 糖苷酶抑制剂　阿卡波糖（拜唐苹、卡博平）是这类药物的代表。因为这类药物的作用机制是延缓肠道中碳水化合物的吸收，所以餐中发现漏服药仍可以补上，吃完饭再补服，降糖效果会大打折扣。

4. 双胍类药物　这类药物的代表有二甲双胍，此类药物不增加胰岛素的分泌。二甲双胍单药应用一般不会出现低血糖。如果二甲双胍的用量较小且发生漏服时，可以通过加大活动量的方式降低血糖而无需补服。

二甲双胍联合用药发生漏服时，患者最好仅采用增加活动量的方式，或者在明确血糖水平确实增高以后再补服，以减少由于用药时间变化，导致多种药物相互作用而出现低血糖。如果已经到了下次使用二甲双胍的时间则无需补服。

5. 胰岛素增敏剂　这类药物的代表是罗格列酮（文迪雅）和吡格列酮（瑞彤）。这类药物只需要 1 次 /d 服用，起效较慢，单独使用一般不会引起低血糖，所以单药应用者漏服当日均可补服，联合用药者只要血糖不低也可当日补上，到了次日才发现无需再补。

6. 二肽基肽酶 -4（dipeptidyl peptidase 4，DPP-4）抑制剂　代表药物有西

格列汀（捷诺维）等。此类药物具有血糖依赖性的胰岛素促泌作用，同时可以抑制胰高血糖素分泌、延缓胃排空速度、增加饱腹感、减轻体重、增加胰岛 β 细胞数量等多重作用。这类药物只需 1 次 /d 服用，餐前、餐后皆可，漏服后于当日随后补服即可。

（二）漏注射胰岛素

不同规格的胰岛素，其药代动力学特点（包括起效时间及作用维持时间等）不相同，因此胰岛素一定要按照要求定时、定量注射，否则会造成血糖的继续波动或增高。按时、规律用药是平稳控制血糖的基本要求。医护人员和患者都要尽量减少或避免漏服降糖药或漏注射胰岛素的情况。一旦发生上述情况，应采取正确的补救措施，把由此带来的危害降到最低。

1. 血糖不是很高的 2 型糖尿病患者漏注射胰岛素，可于餐后立即服用阿卡波糖或瑞格列奈（诺和龙）；而对于 1 型糖尿病、妊娠糖尿病、胰岛功能较差以及药物失效的 2 型糖尿病及某些继发性糖尿病患者来说就需要积极采取补救措施，而且只能选择胰岛素，否则可能会发生严重后果。

2. 餐前忘记注射超短效胰岛素［如门冬胰岛素（诺和锐）］或短效胰岛素［如重组门冬胰岛素（诺和灵 R）］，可于餐后立即补注原剂量，对疗效影响不大。

3. 对于早、晚餐前注射预混胰岛素［如诺和灵 30R，即精蛋白生物合成人胰岛素注射液（预混 30R）］或预混胰岛素类似物［如诺和锐 30，即门冬胰岛素 30 注射液］的患者，如果早餐前漏注射胰岛素，可于餐后立即补注，其间要注意监测血糖，必要时中间加餐；如果想起来时已快到中午，应监测午餐前血糖，当超过 10mmol/L 时，可以在午餐前临时注射 1 次短效（或超短效）胰岛素，切不能把早晚两次预混胰岛素合并成一次在晚餐前注射。

4. 如果患者用的是 1 次 /d 的长效胰岛素，漏注射 1 次，尽快补上即可，下次注射如在原时间需注意低血糖反应，因为两次注射间隔时间很可能小于 24h，也可从此改变注射时间，将注射时间调整为补注时间（如早晨 8：00 补注胰岛素，以后均在早晨 8：00 注射胰岛素）。

三、跌倒

（一）概述

跌倒是指患者突发的、不自主的、非故意的体位改变，倒在地上或更低的平面上。跌倒分为两类：一类是从同一平面至另一平面的跌落，另一类是同一平面的跌倒。

（二）跌倒的原因

1. 内在因素

（1）疾病因素：糖尿病患者发生急性并发症如低血糖、糖尿病酮症酸中毒等，可由于头晕、乏力、意识障碍、活动不便而发生跌倒或坠床。

1）糖尿病大血管病变：血管发生硬化，可有斑块形成，除了主动脉、冠状动脉、大脑动脉、肾动脉等重要脏器的动脉受累之外，股动脉也常受累严重，引起冠心病、缺血性或出血性脑血管病、肾动脉硬化、肢体动脉硬化等。

2）糖尿病视网膜病变：可导致患者视力下降、视物模糊、视野缩小、对比觉降低、暗适应下降等，均可引起跌倒。而糖尿病肾病所致的低蛋白血症、水肿等，容易导致乏力或活动无耐力，以及因病情危重需要卧床，活动能力进一步下降，增加了跌倒或坠床的风险。

3）糖尿病神经病变：糖尿病神经病变早期可出现肢端感觉异常，后期可有运动神经的受累，出现肌力减弱甚至肌萎缩和瘫痪，合并神经病变的糖尿病患者行走时受外伤的危险是没有神经病变者的 15 倍。

4）糖尿病周围血管病变：糖尿病周围血管病变与神经病变的相互作用是导致糖尿病患者高跌倒发生率的病理生理基础。

5）糖尿病足：糖尿病足患者可出现下肢肌力下降、活动失调等，容易引起跌倒。

（2）药物因素：降糖药、降压药、利尿剂、抗心律失常药、镇痛剂、精神类药物等，可能引起低血糖、低血压、嗜睡或头晕等副作用，增加了住院患者发生跌倒或坠床的可能性。

（3）心理因素：糖尿病属于慢性病，焦虑、抑郁情绪及其导致的与社会的隔离可增加跌倒的风险。有些患者对自身能力估计过高，自尊心太强，对跌倒的危险性认识不足，或由于无人陪伴，害怕麻烦别人而不愿意让别人帮助，从而发生跌倒。

2. 外在因素

（1）环境因素：光线昏暗、照明灯已坏、地面滑、地面积水或有障碍物等。

（2）时间因素：晚上至清晨这个时间段，由于护理人员相对不足、光线较暗、睡前服用影响意识行为的药物（如催眠药）、清晨服用降压药发生直立性低血压等因素，发生跌倒或坠床的概率增加。

（3）社会因素：住院患者的教育和收入水平、患者的社会交往及与他人联系较少，独居或独来独往，容易发生跌倒。

（三）跌倒的预防

1. 重视自身疾病因素　通过评估和筛查，将有糖尿病周围血管病变、周围神经病变等跌倒危险因素的患者列为跌倒的高危人群。告知患者预防跌倒的重要性,积极控制血糖、血压等,提高治疗依从性,延缓慢性并发症的发生和发展。

2. 做好患者入院时宣教 让患者熟悉病房和科室环境,询问患者用药史、跌倒史、日常活动能力、住院中有无亲属陪伴、是否服用降糖降压药或影响意识行为的药物等,在 24h 内进行跌倒或坠床风险评估,在床头悬挂醒目标识,并根据病情及自我护理能力动态评估。

3. 提供安全的就医环境 保持病室光线充足,夜间增加光线柔和的照明灯,避免日光灯对患者眼睛的刺激;地面防滑,嘱患者穿防滑鞋;病号服宜长短适宜;病房家具用物摆放固定有序,清理影响患者活动的障碍物,对不安全地带给予提示;患者用物放置在易取的地方;定期检查床栏性能,告知患者及家属床栏使用方法等。

4. 正确执行医嘱 应用胰岛素治疗的患者,应剂量准确,及时检测血糖的动态变化,遵医嘱给予降糖药、降压药,注意观察用药后的反应,及时发现低血糖、低血压等副作用。对于服用镇静催眠类药物的糖尿病患者,嘱其未完全清醒时勿下床活动或嘱有人随身陪伴。

5. 预防糖尿病足 告知患者选择合适的鞋子,每晚用温水泡脚,温度不宜超过 40℃,经常检查双脚有无红肿、皮肤有无皲裂、鞋子有无破损及异物等情况,避免局部外伤。如有皮肤破损或伤口,注意及时就诊。

6. 加强心理护理及健康宣教 与患者多沟通,了解患者的状态,消除其恐惧、焦虑情绪,增加预防跌倒宣教的频次,以及提供丰富的宣教材料或宣教形式等。

(四)跌倒的处理

1. 发现患者跌倒或坠床时,护士应立即到患者身旁,检查患者受伤情况,并立即报告医生。

2. 根据伤情程度采取适宜的处理方法。轻者,护送其回病房或上病床,立即测量血压、心率、血糖等,根据医嘱采取相应的急救措施。疑有骨折、扭伤等情况,应注意勿随意搬动患者,遵医嘱及时外固定或处理,陪送患者做相关检查。

3. 注意观察患者伤情及病情变化,发现异常及时报告医生,并配合处理。

4. 认真记录患者跌倒或坠床时的伤情、病情变化及处置等情况。

5. 做好心理安抚及健康宣教,提高患者的自我防范意识,避免再次跌倒。

6. 及时呈报护理安全不良事件,记录事件发生的经过,分析原因,提出整改措施,并进行追踪反馈。

第二节　糖尿病护理质量标准与考核办法

糖尿病护理质量是指糖尿病患者得到糖尿病护理的优劣程度。为了保障糖尿病患者能得到标准、规范、优质、同质的糖尿病护理，采用美国Donabedian"结构－过程－结果"理论模型，实施结构、过程和结果质量管理，对影响糖尿病护理质量的结构质量、过程质量及结果质量提出标准和进行控制。下面就主要影响糖尿病护理质量的结构质量、过程质量及结果质量提出标准和控制办法，即护理单元糖尿病联络护理管理工作质量、糖尿病联络护士工作质量、糖尿病患者健康教育质量、糖尿病患者护理质量及糖尿病护理技术操作标准与考核办法进行讨论。

一、护理单元糖尿病联络护理管理工作质量标准与考核办法

护理单元糖尿病联络护理管理工作质量从其"结构－过程－结果"3个层面评价。结构层面主要包括糖尿病护理的硬件建设，如与糖尿病护理相关的制度、常规、流程、应急预案、健康教育资料等；具备糖尿病护理能力的护士及护士培训和管理；与糖尿病护理相关的基本仪器设备等。过程层面主要考核是否落实糖尿病护理相关制度及常规；是否规范执行各项糖尿病护理操作技术；是否准确评估和观察病情变化，有无低血糖、酮症酸中毒、非酮症高渗性昏迷、糖尿病足等；是否提供正确合理的糖尿病健康教育，包括饮食、运动、正确口服降糖药、规范的药物注射、血糖的自我监测、低血糖预防及自我处理、并发症的预防等；是否正确处理突发的低血糖；胰岛素药物、胰岛素笔、血糖仪、胰岛素泵等管理是否规范等。结果质量主要是反映护理单元的糖尿病患者接受护理服务过程中的真实、客观感受和体验，包括有无糖尿病护理相关不良事件发生、患者是否知晓糖尿病相关知识、患者糖尿病治疗依从性的高低及患者对糖尿病护理的满意度。护理单元糖尿病联络护理管理工作质量标准与考核办法见表3-2。

二、糖尿病联络护士工作质量标准与考核办法

糖尿病联络护士工作质量主要是考核其履职情况，包括执行糖尿病联络护理专业组的各项规章制度、工作流程及技术操作规程；参加院内外各类糖尿病联络护理相关学习和培训；落实好本科室糖尿病患者的健康指导和咨询；完成对本科室护理人员糖尿病相关知识的培训；及时解决本科室糖尿病护理疑难问题，及时申请和参与护理会诊；开展本科室糖尿病护理相关科研工作；参与糖尿病专业组护理质量控制和督查工作；参加专业组组织的各项竞赛、公益活动等。糖尿病联络护士工作质量标准与考核办法见表3-3。

表 3-2 护理单元糖尿病联络护理管理工作质量标准与考核办法（满分 100 分）

项目	标准	分值	考核办法
结构质量 （24分）	有联络护士，且培训合格	4	无联络护士本项全扣，培训缺1次扣1分，扣完为止
	非糖尿病联络护士接受过培训，具备基本的糖尿病护理能力	5	1人不符合要求扣0.5分，扣完为止
	与糖尿病护理相关的制度、常规、流程、应急预案、健康教育资料等完善	10	缺一项扣2分，一项不完善酌情扣0.5~1分
	糖尿病护理相关的基本仪器设备配备满足本单元需要，如便携式血糖仪、胰岛素泵、胰岛素注射工具等	5	一项不符合要求扣1分
过程质量 （60分）	糖尿病护理相关制度及常规落实	10	一项未落实扣1分，扣完为止
	胰岛素注射操作、床旁血糖检测、口服降糖药给药等操作规范	10	一项不规范扣1分，扣完为止
	准确评估和观察病情变化，有无低血糖、酮症酸中毒、非酮症高渗性昏迷、糖尿病足等	15	一项不准确扣1分，扣完为止
	提供正确合理的糖尿病健康教育，包括饮食、运动、正确口服降糖药、规范的药物注射、血糖的自我监测、低血糖预防及自我处理、并发症的预防等	15	一项未提供扣1分，扣完为止
	低血糖应急处理正确，胰岛素类药物、胰岛素笔、血糖仪、胰岛素泵等管理规范	10	一项不规范扣1分，扣完为止
结果质量 （16分）	无糖尿病护理相关不良事件发生	4	一件扣1分，扣完为止
	患者知晓糖尿病相关知识	4	知晓度低于90%下降1%扣1分，扣完为止
	患者依从糖尿病治疗	4	依从性低于90%下降1%扣1分，扣完为止
	患者对糖尿病护理满意	4	满意度低于90%下降1%扣1分，扣完为止

表3-3　糖尿病联络护士工作质量标准与考核办法（满分100分）

标准	分值	考核办法
1. 严格执行糖尿病联络护理专业组的各项规章制度、工作流程及技术操作规程,科室无糖尿病护理相关不良事件发生	20	发现1次不符合要求扣1分；发生1件糖尿病护理相关不良事件扣2分
2. 参加院内糖尿病联络护理相关学习和培训	10	查阅资料,少参加1次扣1分
3. 落实好本科室糖尿病患者健康指导和咨询	10	询问5位糖尿病患者,1位不满意扣2分
4. 完成对本科室护理人员糖尿病相关知识的培训	20	询问本科室护士,1位未接受培训扣1分
5. 及时解决本科室糖尿病护理疑难问题,及时申请和参与护理会诊	10	查看糖尿病患者及询问护士,发现1例需要会诊而未会诊者扣5分
6. 参加糖尿病专业组组织的各项竞赛、公益活动	10	查阅资料,少参加1次扣1分
7. 按计划督查和整改本科室糖尿病护理质量	20	查阅资料,缺1次扣2分
8. 按糖尿病专业组要求参加院外学术活动	0	参加1次加1分
9. 在院内外糖尿病学术、延伸活动中讲座或授课	0	授课1学时加2分
10. 写科普文章、课题、论文	0	写1篇科普文章加1分,写1篇论文加2分

三、糖尿病患者健康教育工作质量标准与考核办法

糖尿病健康教育是糖尿病患者应该得到的基本权利。糖尿病患者无论在哪个专科住院,均应提供规范化、个体化的糖尿病健康教育,提高糖尿病患者知识水平和自我管理能力,促进血糖控制达标,减少因血糖控制不佳而引起的不良后果,缩短住院时间,有效提高住院糖尿病患者的护理质量。糖尿病患者健康教育工作质量标准与考核办法见表3-4。

四、糖尿病患者护理质量标准与考核办法

糖尿病患者护理质量是指糖尿病患者对住院过程中所获得的护理服务优劣程度的综合评价或真实体验。然而,提供遵循护理程序的规范化、标准化的

护理服务是患者获得有质量护理的保障,从入院到出院,贯穿住院的全过程。下面结合护理程序的护理服务和患者的最终体验来制订糖尿病患者护理质量标准与考核办法(表3-5)。

表3-4 糖尿病患者健康教育工作质量标准与考核办法(满分100分)

标准	分值	考核办法
1. 患者基本了解糖尿病的自然病程和并发症的预防	10	询问5位糖尿病患者,1位不了解扣1分
2. 患者基本了解自己所患糖尿病的类型、基本治疗方案、血糖正常值及自己的血糖控制目标	10	询问5位糖尿病患者,1位不了解扣1分
3. 患者和家属知晓医学营养或饮食治疗的作用、种类和饮食有关注意事项	10	询问5位糖尿病患者,一项不知晓扣1分
4. 患者或家属知晓运动的好处、类型及注意事项	10	询问5位糖尿病患者,一项不知晓扣1分
5. 患者或家属知晓自己所用降糖药的名称、服药时间、不良反应及注意事项	10	询问5位糖尿病患者,一项不知晓扣1分
6. 患者和家属知晓血糖监测的时间、频次	10	询问5位糖尿病患者,一项不知晓扣1分
7. 患者和家属知晓低血糖的临床表现、诊断、预防和处理方法	10	询问5位糖尿病患者,一项不知晓扣1分
8. 患者和家属知晓自己所用胰岛素的名称、作用、剂量,知晓注射部位轮换、注射针头更换与处理、储藏方法等	10	询问5位糖尿病患者,一项不知晓扣1分
9. 患者和家属掌握便携式血糖仪血糖监测、胰岛素注射等技术	5	询问5位糖尿病患者,1位未掌握扣1分
10. 患者知晓执行诊疗检查前后与糖尿病相关的注意事项	5	询问5位糖尿病患者,1位不知晓扣1分
11. 患者和家属知晓出院后继续治疗、复查及自我管理要求	10	询问5位糖尿病患者,1位不知晓扣1分

表 3-5　糖尿病患者护理质量标准与考核办法（满分 100 分）

项目	标准	分值	考核办法
护理评估（20分）	患者入院、住院期间诊疗措施实施前后、病情变化、出院等各项评估科学、合理、完善、及时	20	询问患者和查看护理记录，一项不符合要求扣1分
护理实施（60分）	1. 患者入院处置、床单位、个人卫生、体位等符合要求	10	查看患者，一项不符合要求扣1分
	2. 患者饮食按医嘱落实，符合糖尿病治疗要求	5	询问患者，一项不符合要求扣2分
	3. 医嘱执行符合要求（口服给药、胰岛素注射、血糖监测、糖尿病足或伤口护理等）	10	询问护士及护士长，一项不符合要求扣1分
	4. 胰岛素、胰岛素笔、血糖试纸等储存符合要求	10	一项不符合要求扣2分
	5. 血糖仪、胰岛素泵等管理和维护规范	5	一项不符合要求扣1分
	6. 及时观察病情变化，如血糖危急值、低血糖等，处理及时、正确	5	一项不符合要求扣1分
	7. 糖尿病健康教育落实、治疗护理配合良好	10	一项不符合要求扣1分
	8. 护理记录符合要求	5	查看护理记录，一项不符合要求扣1分
效果评价（20分）	患者无护理不当的并发症	5	发生1件，分全扣
	患者病情变化及时发现，并得到及时恰当处理	5	该项不符合要求，分全扣
	患者对糖尿病护理满意	10	满意度低于90%下降1%扣1分，扣完为止

五、糖尿病护理技术操作标准与考核办法

　　常用糖尿病护理技术包括血糖监测技术、胰岛素注射技术、胰岛素笔注射技术、胰岛素泵胰岛素输注技术等，其技术操作标准与考核办法如下。

（一）血糖监测技术操作标准与评分办法

　　护士采用便携式血糖仪遵医嘱对患者进行血糖监测，其技术操作标准与考核办法见表 3-6。

表 3-6 血糖仪血糖监测技术操作标准与考核办法（满分 100 分）

项目	标准	分值	考核办法
操作前准备（10分）	1. 护士准备：着装整齐，备口罩，洗手	3	一项不符合扣1分
	2. 用物准备：消毒治疗盘或血糖监测专用盒，内盛75%的乙醇、无菌棉签、血糖仪、一次性采血针、血糖试纸、锐器盒、一次性乳胶手套、笔、记录单	7	缺一项扣1分
操作实施（80分）	1. 携用物至患者床旁，核对患者床号、姓名	5	一项不符合扣1分
	2. 准备环境安静、整洁、整齐、光线充足	5	一项不符合扣1分
	3. 评估患者病情、意识状态、合作程度、进食时间、手指皮肤情况	5	一项不符合扣1分
	4. 向患者解释测血糖的目的、方法，取得患者的配合	5	一项不符合扣1分
	5. 协助患者取舒适的体位，血液循环差者手臂下垂5~10s或摆动10次	5	不符合要求酌情扣分
	6. 将采血针放置于备用状态，戴口罩	5	不符合要求酌情扣分
	7. 选择手指两侧任一采血部位并用75%的乙醇消毒，待干	5	消毒不规范扣3分，乙醇未干采血扣2分
	8. 戴一次性乳胶手套	3	未戴扣3分
	9. 一手绷紧采血部位皮肤，另一手将采血笔或采血针紧贴采血部位，按下释放按钮，采血，必要时从掌根向指尖挤，轻轻挤出1滴血，弃去第1滴血，采用第2滴血进行测试	10	不符合要求酌情扣分
	10. 快速从试纸瓶内取出试纸，并快速盖紧瓶盖，将试纸插入血糖仪，将试纸测试窗口平直吸上第2滴血，听到提示音及观察到测试窗口完全充满血液，倒计时开始，同时用干棉签按压采血部位至不出血为止	10	方法不当、血量不足、未能及时显示结果各扣3分
	11. 读取血糖值并告知患者或家属（血糖过低或过高时应通知医生），取下试纸	5	不符合要求酌情扣分
	12. 将试纸条、采血针分别放入弯盘和锐器盒内	5	一项不符合扣2分
	13. 再次查对，做好记录，关机	5	一项不符合扣2分
	14. 整理床单位，协助患者取舒适体位，交代注意事项	5	一项不符合扣2分
	15. 整理用物，洗手	2	一项不符合扣1分

续表

项目	标准	分值	考核办法
操作后 评价 （10分）	1. 程序正确、操作熟练	5	不符合要求酌情扣分
	2. 关爱患者，护患沟通有效	3	
	3. 完成时间≤3min	2	超时30s扣1分，扣 完为止

（二）胰岛素注射技术操作标准与考核办法

护士采用注射器进行胰岛素注射技术操作，其技术操作标准与考核办法见表3-7。

表3-7 胰岛素注射技术操作标准与考核办法（满分100分）

项目	标准	分值	考核办法
操作前 准备 （10分）	1. 护士准备：着装整齐，备口罩，洗手	3	一项不符合扣1分
	2. 双人核对医嘱	2	未核对扣2分
	3. 用物准备：治疗盘、弯盘、75%的乙醇、 无菌棉签、胰岛素制剂、胰岛素注射器、 锐器盒、笔等	5	一项不符合扣1分
操作 实施 （70分）	1. 携用物至患者床旁，核对患者身份与 医嘱	5	不符合要求酌情扣分
	2. 准备：环境安静、整洁、整齐、光线充足	5	一项不符合扣1分
	3. 评估患者病情、意识状态、合作程度， 询问血糖情况及就餐时间	10	一项不符合扣2分
	4. 评估注射部位，给予患者注射告知，取 得患者的配合	5	一项不符合扣2分
	5. 洗手，戴口罩	2	一项不符合扣1分
	6. 协助患者取舒适体位，注意保护患者 隐私	3	一项不符合扣1分
	7. 选择合适的注射部位，注射部位无硬 结、红肿、炎症、瘢痕、硬结、皮肤受损等	5	不符合要求酌情扣分
	8. 用75%的乙醇消毒注射部位皮肤，范 围大于5cm×5cm，待干	5	消毒不规范扣3分，乙 醇未干注射扣2分

续表

项目	标准	分值	考核办法
操作 实施 （70分）	9. 充分混匀胰岛素,正确抽吸胰岛素	8	一项不符合酌情扣 2~4分
	10. 按需要正确捏起皮肤,采用合适角度 （45°或90°）注射,缓慢注药,注射完毕, 针头滞留至少10s后再拔出,注意观察患 者的反应	10	不符合要求酌情扣分
	11. 注射完毕,将注射器针头弃入锐器盒	2	不符合要求酌情扣分
	12. 洗手,脱口罩	2	不符合要求酌情扣分
	13. 告知患者进餐时间,询问患者的需 要,整理床单位	3	一项不符合扣1分
	14. 用物处理恰当,胰岛素存放正确	3	不符合要求酌情扣分
	15. 做好记录	2	未记录扣2分
操作后 评价 （20分）	1. 动作流畅,有条理	5	不符合要求酌情扣分
	2. 与患者沟通交流有效,体现人文关怀	10	不符合要求酌情扣分
	3. 完成时间<10min	5	超时30s扣1分,扣完 为止

（三）胰岛素笔注射技术操作标准与考核办法

胰岛素笔注射技术操作标准与考核办法见表3-8。

表3-8 胰岛素笔注射技术操作标准与考核办法（100分）

项目	标准	分值	考核办法
操作前 准备 （15分）	1. 护士准备:着装整齐,备口罩,洗手	3	一项不符合扣1分
	2. 双人核对医嘱	2	未核对扣2分
	3. 准备用物:治疗盘、弯盘、胰岛素笔、胰岛 素笔芯、胰岛素笔用针头、75%的乙醇、无菌 棉签、锐器盒等	5	一项不符合扣1分
	4. 核对胰岛素类型、注射剂量,检查胰岛素 质量等是否符合要求,正确安装胰岛素笔	5	一项不符合扣1分

项目	标准	分值	考核办法
操作实施（65分）	1. 携用物至患者床旁,核对患者身份与医嘱	5	不符合要求酌情扣分
	2. 准备:环境安静、整洁、整齐、光线充足	5	一项不符合扣1分
	3. 评估患者病情、意识状态、合作程度,询问血糖情况及就餐时间	10	一项不符合扣2分
	4. 评估注射部位,给予患者注射告知,取得患者的配合	5	一项不符合扣2分
	5. 洗手,戴口罩	2	一项不符合扣2分
	6. 协助患者取舒适体位,注意保护患者隐私	3	一项不符合扣2分
	7. 选择合适的注射部位,注射部位无硬结、红肿、炎症、瘢痕、硬结、皮肤受损等	5	不符合要求酌情扣分
	8. 用75%的乙醇消毒皮肤,范围大于5cm×5cm,待干	5	不符合要求酌情扣分
	9. 摇匀药液,竖着排尽空气1个单位,再次核对,遵医嘱调节剂量	5	不符合要求酌情扣分
	6. 注射:绷紧皮肤,持胰岛素笔注射,根据胰岛素注射笔针头的长度明确是否需要捏皮及进针的角度,避免误入肌肉层	5	不符合要求酌情扣分
	7. 推药:大拇指按住胰岛素笔活塞缓慢推注,观察患者的反应,注射完毕,针头滞留至少10s后再拔出	5	不符合要求酌情扣分
	8. 拔针:继续按住推键,直至针头完全拔出	3	不符合要求酌情扣分
	9. 注射完成后立即戴上外针帽,将针头从注射笔上取下,弃入锐器盒	2	不符合要求酌情扣分
	10. 洗手,脱口罩	2	不符合要求酌情扣分
	11. 告知患者进餐时间,询问患者的需要,整理床单位	3	一项不符合扣1分
	12. 用物处理恰当,胰岛素存放正确	3	不符合要求酌情扣分
	13. 做好记录	2	未记录扣2分
操作后评价（20分）	1. 动作流畅,有条理	5	不符合要求酌情扣分
	2. 与患者沟通交流有效,体现人文关怀	10	不符合要求酌情扣分
	3. 完成时间<10min	5	超时30s扣1分,扣完为止

（四）胰岛素泵胰岛素输注技术操作标准与考核办法

胰岛素泵胰岛素输注技术操作标准与考核办法见表 3-9。

表 3-9 胰岛素泵胰岛素输注技术操作标准与考核办法（100 分）

项目	标准	分值	考核办法
操作前准备（25 分）	1. 护士准备：着装整齐，备口罩，洗手	3	一项不符合扣 1 分
	2. 双人核对医嘱：包括患者姓名、床号、胰岛素剂型、胰岛素泵参数、胰岛素注射剂量	2	一项不符合扣 1 分
	3. 用物准备 （1）治疗车上层：无菌治疗盘、胰岛素泵、胰岛素笔芯、胰岛素泵耗材、胰岛素泵电池、透明敷贴、75% 的乙醇、无菌棉签、弯盘、医嘱执行单、笔、手消毒液 （2）治疗车下层：生活垃圾桶、医用垃圾桶	5	一项不符合扣 1 分
	4. 胰岛素泵输注准备：按医嘱抽吸胰岛素，安装好储药器和输注管路，并排气；设置胰岛素泵各项参数（日期、时间、基础率）	15	一项不符合扣 2 分
操作实施（60 分）	1. 携用物至患者床旁，核对患者身份，并与患者沟通以取得患者的配合	5	一项不符合扣 1 分
	2. 准备环境安静、整洁、整齐、光线充足、温度适宜，保护患者隐私	5	一项不符合扣 1 分
	3. 评估患者病情、意识状态、合作程度	5	一项不符合扣 1 分
	4. 协助患者取合适体位	2	不符合酌情扣分
	5. 向患者解释使用胰岛素泵的目的、上泵基本过程、注意事项及配合要求	5	一项不符合扣 1 分
	6. 评估和选择穿刺部位，用 75% 的乙醇消毒皮肤，待干	5	一项不符合扣 2 分
	7. 再次核对医嘱，取下针帽，右手持穿刺针，左手拇指和示指捏起穿刺部位皮肤，垂直进针，并进行初步固定	10	一项不符合扣 2 分

续表

项目	标准	分值	考核办法
操作实施（60分）	8. 用透明敷料妥善固定穿刺针头,固定管路,记录上泵日期、时间、上泵人。将胰岛素泵置于专用袋中,悬挂于患者胸前或其他妥善位置	10	一项不符合扣1分
	9. 洗手,摘口罩	2	一项不符合扣1分
	10. 询问患者需要,协助患者取舒适体位,告知患者上泵的注意事项	5	一项不符合扣1分
	11. 用物及垃圾分类处理	3	一项不符合扣1分
	12. 再次核对并做好记录	3	不符合扣1分
操作后评价（15分）	操作熟练,动作流畅	5	一项不符合扣1分
	遵守无菌操作原则	5	一项不符合扣1分
	与患者及时有效交流,体现人文关怀	5	一项不符合扣1分

第三节 糖尿病患者护理会诊管理

当糖尿病患者或合并糖尿病的患者采取常规护理措施效果不佳,且经过所在科室护士讨论难以处理时,应及时申请其他科或多科进行护理会诊,及时解决护理疑难问题,防止并发症的发生,加速患者康复。

一、糖尿病患者护理会诊的指征

1. 血糖异常调控效果不佳。
2. 频发低血糖。
3. 患者存在压力性损伤风险、压力性损伤、糖尿病足溃疡等,需要伤口护理专家现场指导。
4. 患者治疗依从性差。
5. 患者应用某项护理新技术需要多个专科参与或协调。
6. 患者对护理效果质疑或不满意。
7. 其他各种单一或综合性有关糖尿病护理方面问题,通过本科室讨论后不能取得有效的解决方案的情形。

二、糖尿病患者护理会诊的分类及程序

糖尿病患者护理会诊可分为院内会诊及院外会诊。院内会诊是指护理专家对本院患者进行会诊,而院外会诊则指护理专家对院外患者会诊或院内患者邀请院外护理专家来院进行会诊。

(一)院内护理会诊

院内护理会诊时间原则上在受邀专家接到申请后24~48h完成,紧急会诊在接到通知后15min内赶到邀请科室,会诊地点设在申请科室。院内护理会诊根据受邀会诊人员的来源分为科间护理会诊、专科护理会诊及全院护理会诊。

1. 科间护理会诊程序 受邀会诊的护士为某科室的糖尿病联络护士。由要求会诊科室的糖尿病联络护士提出,护士长同意后填写书面或电子护理会诊申请单,送至被邀请科室。被邀请科室接到通知后由护士长派该科糖尿病联络护士赴申请科室会诊,申请科室糖尿病联络护士或护士长负责接待,责任护士参与并介绍病情,会诊护士床旁查看患者并进行护理评估,提出会诊意见并书写会诊记录。会诊科室组织落实会诊意见。

2. 专科护理会诊程序 受邀会诊的护士为医院某临床护理专业组或某专科护士,而非糖尿病联络护理专业组护士。申请科室提出并填写护理会诊申请单,送至护理部,护理部接到申请后及时指派具备会诊资质的临床护理专业组护士或专科护士参与会诊,如邀请伤口护理联络护士、精神心理联络护士或骨科护士等会诊,申请科室糖尿病联络护士或护士长负责接待,责任护士参与并介绍病情,会诊护士床旁查看患者并进行护理评估,提出会诊意见并书写会诊记录。会诊科室组织落实会诊意见。

3. 全院护理会诊程序 受邀会诊的护士为2位以上来自不同专科的护士。申请科室提出并填写护理会诊申请单,送至护理部,护理部接到申请后及时通知相关科室的护士长,指派具备会诊资质和能力的护士到申请会诊的科室进行会诊。全院护理会诊由护理部主任、副主任或科护士长主持,申请科室糖尿病联络护士或护士长负责介绍病情、会诊目的及护理问题,会诊专家床旁查看患者并进行护理评估,针对护理问题进行认真讨论,提出可行的护理措施。会诊结束,全面总结会诊意见,申请会诊科室对会诊过程、结果进行记录并组织临床实施,观察护理效果。院内糖尿病患者护理会诊申请单见表3-10。

表 3-10 院内糖尿病患者护理会诊申请单

XX 医院糖尿病患者护理会诊申请单

姓名_____ 性别____ 年龄____ 科室____ 床号____ 住院号_____

病史摘要：

诊断：□ 1 型糖尿病 □ 2 型糖尿病 □ 其他_____

饮食：□ 糖尿病饮食 □ 低盐饮食 □ 低脂饮食 □ 低蛋白饮食 □ 其他____

治疗：□ 胰岛素：_____ □ 口服药物：_____

现有措施：□ 测血糖__次/日 □ 测血压__次/日 □ 其他：_____

会诊目的：□ 制订护理措施 □ 健康教育 □ 胰岛素注射指导

　　　　　□ 血糖仪使用指导 □ 床边示范 □ 其他

会诊意见：

签名：

日期：____年____月__日

（二）院外护理会诊

1. 邀请院外护理会诊程序 如因疑难问题或病情需要，需请院外专家进行护理会诊时，护理单元护士长向护理部提出申请，填写院外护理会诊申请单，要求填写字迹清楚、项目齐全，注明拟邀会诊医院及专家、会诊目的及时间，护理部报主管护理工作的院领导，其同意后，联系相关医院。护理部协同申请会诊科室护士长做好会诊前准备，分管护理质量的副主任或科护士长陪同院外会诊专家到会诊科室，申请科室糖尿病联络护士或护士长负责介绍病情、会诊目的及护理问题，陪同床旁查看病情和评估患者，会诊专家提出会诊意见并书写会诊记录。会诊科室组织落实会诊意见。院外护理会诊申请单见表 3-11。

2. 参加院外护理会诊程序 护理部接到外院护理会诊请求后，护理部及时指派相关科室护理专家或具有相应能力和资质的临床护理专科护士，报主管护理工作的院领导，其同意后，参加院外会诊，对患者护理进行现场指导并提出可行的护理措施。

表 3-11 院外糖尿病患者护理会诊申请单

XX 医院院外专家会诊申请单

姓名_____ 性别___ 年龄___ 科室___ 床号___ 住院号_____

入院诊断：□ 1 型糖尿病 □ 2 型糖尿病 □ 其他_____

申请院外专家会诊原因：

　　□ 进一步明确护理问题

　　□ 来院指导、协助护理

　　□ 其他：_____

_____

申请专家：

　　来自_____医院 姓名：_____ 职称：_____

　　来院时间：___年__月__日

患者知情同意：我已被告知自愿申请和愿意承担外请专家来院会诊差旅费、交通费、会诊费等相关费用。我认可院外专家会诊的效果不能确定，在此免除经规范诊疗操作后未达到预期效果的医院和会诊专家的责任。

　　告知人签字：_____

　　申请人签字（按拇指手印）：　　（患者家属 / 关系人请附身份证明材料）

　　　　　　　　　　　　　　　　日期：___年__月__日__时__分

科室意见：

　　　　　　　　　　护士长签字：_____ 日期：___年__月__日__时__分

护理部意见：

　　　　　　　　　　　　　　　部门公章：

　　　　　　　　　　　　　　　日期：___年__月__日__时__分

主管院领导意见：

　　　　　　　　　　　　　　　部门公章：

　　　　　　　　　　　　　　　日期：___年__月__日__时__分

第二篇
糖尿病联络护士必备的基本知识

第四章　糖尿病概况

一、糖尿病的定义

糖尿病（diabetes mellitus，DM）是一组由于遗传和环境因素相互作用，导致体内胰岛素分泌不足和（或）作用障碍，使得碳水化合物、蛋白质、脂肪、水、电解质等代谢紊乱，从而引起以持续高血糖为主要特征的慢性、全身性、代谢性疾病。

二、流行病学

糖尿病是影响全球的公共卫生问题，中国、印度和美国已成为糖尿病患者最多的3个国家。近40年来，随着社会经济的发展和居民生活水平的提高，我国糖尿病患病率上升趋势非常明显。

1980年全国14省市30万人的流行病学资料显示，糖尿病的患病率为0.67%。1994~1995年全国19省市21万人的流行病学调查显示，25~64岁人群的糖尿病患病率为2.28%，糖耐量减低患病率为2.12%。2002年中国居民营养与健康状况调查同时进行了糖尿病的流行情况调查，在18岁以上的人群中，城市人口的糖尿病患病率为4.5%，农村为1.8%。2007~2008年，中国疾病预防控制中心组织了全国14个省市的调查，我国20岁及以上成年人的糖尿病患病率为9.7%。2010年全国进行的一项具有代表性的横断面调查研究显示，我国成年人群的糖尿病总体发病率已上升至11.6%，其中，糖尿病前期发病率高达50.1%。2013年我国慢性病及其危险因素监测显示，18岁及以上人群糖尿病患病率为10.4%，与2010年比较，糖尿病患病率下降，考虑可能与糖化血红蛋白的检测方法不同等有关。

三、糖尿病的分型

根据病因学证据,世界卫生组织(1999年)将糖尿病分为4大类,即1型糖尿病、2型糖尿病、特殊类型糖尿病和妊娠糖尿病。1型糖尿病、2型糖尿病和妊娠糖尿病是临床常见类型。其中绝大多数糖尿病患者为2型糖尿病,占糖尿病总数的90%以上。

1. 1型糖尿病的特点 青少年多见,发病年龄通常<30岁,发病较急,"三多一少"的症状明显,容易发生急性酮症酸中毒。1型糖尿病病因和发病机制尚不清楚,其显著的病理学和病理生理学特征是胰岛β细胞数量显著减少甚至消失所导致的胰岛素分泌显著下降或缺失。由于胰岛β细胞被完全破坏,口服药治疗无效,需终身注射胰岛素治疗,因此又称为胰岛素依赖型糖尿病。

2. 2型糖尿病的特点 成年人多见,但目前有年轻化趋势;起病缓慢,症状常不明显,多为遗传因素加不良生活方式引起,初期口服药治疗有效。2型糖尿病的病因和发病机制目前亦不明确,其显著的病理生理学特征为胰岛素调控葡萄糖代谢能力的下降(胰岛素抵抗)伴随胰岛β细胞功能缺陷所导致的胰岛素分泌减少(或相对减少)。

3. 妊娠糖尿病 是指妊娠期发生的不同程度的糖代谢异常,不论是否需要胰岛素治疗,或仅需饮食治疗,也不论分娩后这种情况是否持续,均认为是妊娠糖尿病。但不包括确诊糖尿病之后妊娠者。

4. 其他特殊类型糖尿病 包括胰岛β细胞功能的基因缺陷、胰岛素作用的基因缺陷、胰腺外分泌疾病、内分泌病、药物和化学品所致糖尿病,感染所致糖尿病,不常见的免疫介导糖尿病及其他与糖尿病相关的遗传综合征。

四、糖尿病的病因与发病机制

糖尿病的病因和发病机制极为复杂,至今未完全阐明,不同类型糖尿病的病因不尽相同,即使在同一类型中也存在着异质性。总的来说,遗传因素和环境因素共同参与其发病。

1. 1型糖尿病 绝大多数1型糖尿病为自身免疫性疾病,遗传因素和环境因素共同参与其发病过程。某些外界因素作用于具有遗传易感性的个体,激活T淋巴细胞介导的一系列自身免疫反应,引起选择性胰岛β细胞破坏和功能衰竭,体内胰岛素分泌不足进行性加重,从而导致糖尿病。

(1)多基因遗传因素:1型糖尿病多基因遗传系统至少包括IDDM1/HLA、IDDM2/INS 5'VNTR及IDDM3~IDDM13和IDDM15等。其中IDDM1和IDIDM2分别构成1型糖尿病遗传因素的42%和10%,IDDM1为1型糖尿病易感性的主效基因,其他为次效基因。

（2）环境因素：①病毒感染，与1型糖尿病有关的病毒包括风疹病毒、腮腺炎病毒、柯萨奇病毒、巨细胞病毒、脑心肌炎病毒等；②化学毒性物质和饮食因素，化学毒性物质包括链脲菌素、四氧嘧啶等。母乳喂养期短或缺乏母乳喂养的儿童1型糖尿病发病率增高，血清中存在的与牛乳制品有关的抗体可能参与β细胞破坏过程。

（3）自身免疫：①体液免疫，90%新诊断的1型糖尿病患者血清中存在胰岛细胞抗体，较重要的有胰岛细胞胞质抗体（islet cell cytoplasmicantibodies，ICA）、胰岛素自身抗体（insulin autoantibody，IAA）、谷氨酸脱羧酶（glutamic acid decarboxylase，GAD）抗体和胰岛抗原2（islet antigen-2，IA-2）抗体等；胰岛细胞自身抗体检测可预测1型糖尿病的发病及确定高危人群，并可协助糖尿病分型及指导治疗；②细胞免疫，在1型糖尿病的发病机制中，细胞免疫异常更为重要，1型糖尿病是T淋巴细胞介导的自身免疫性疾病。

（4）自然史：1型糖尿病的发生发展经历以下阶段。①个体具有遗传易感性，在其生命的早期阶段无任何异常；②某些触发事件，如病毒感染，引起少量胰岛β细胞破坏并启动自身免疫过程；③出现免疫异常，可检测出各种胰岛细胞抗体；④胰岛β细胞数目开始减少，但仍能维持糖耐量正常；⑤胰岛β细胞持续损伤达到一定程度时（通常只残存10%的β细胞），胰岛素分泌不足，糖耐量降低或出现临床糖尿病，需用胰岛素治疗；⑥最后胰岛β细胞几乎完全消失，需依赖胰岛素维持生命。

2. 2型糖尿病　2型糖尿病也是复杂的遗传因素和环境因素共同作用的结果，目前对2型糖尿病的病因仍然认识不足，2型糖尿病可能是一种异质性情况。

（1）遗传因素与环境因素

1）遗传因素：2型糖尿病是由多个基因及环境因素综合引起的复杂病。其遗传特点为：①参与发病的基因很多，分别影响糖代谢有关过程中的某个中间环节，而对血糖水平无直接影响；②每个基因参与发病的程度不等，大多数为次效基因，可能有个别为主效基因；③每个基因只是赋予个体某种程度的易感性，并不足以致病，也不一定是致病所必需；④多基因异常的总效应形成遗传易感性。

2）环境因素：包括人口老龄化、现代生活方式、营养过剩、体力活动不足、子宫内环境及应激、化学毒物等。在遗传因素和上述环境因素共同作用下所引起的肥胖，特别是中心性肥胖，与胰岛素抵抗和2型糖尿病的发生有着密切关系。

（2）胰岛素抵抗：胰岛素抵抗和胰岛素分泌缺陷是2型糖尿病发病机制的两个要素，不同患者其胰岛素抵抗和胰岛素分泌缺陷所具有的重要性不同，同一患者在疾病进展过程中两者的相对重要性也可能发生变化。①胰岛素抵抗：指胰岛素作用的靶器官（主要是肝、肌肉和脂肪组织）对胰岛素作用的敏感性降低。②β细胞功能缺陷：2型糖尿病的β细胞功能缺陷主要表现为胰岛素分泌量的缺陷和胰岛素分泌模式异常。

（3）自然史：2型糖尿病早期存在胰岛素抵抗而胰岛β细胞可代偿性增加胰岛素分泌时，血糖可维持正常；当β细胞功能存在缺陷、对胰岛素抵抗无法代偿时，才会进展为糖尿病。2型糖尿病的早期不需要用胰岛素治疗，且不需要胰岛素治疗的时间较长，但随着病情进展，相当一部分患者后期往往需要用胰岛素控制血糖或维持生命。

五、高危因素

1. 家族史或遗传倾向。
2. 肥胖。
3. 年龄增长。
4. 高血压与血脂异常。
5. 体力活动减少和（或）能量摄入增多。
6. 巨大胎儿分娩史。
7. 妊娠糖尿病病史。
8. 其他因素，如低出生体重、病毒感染、自身免疫、吸烟、药物及应激。

六、临床表现

1. 典型表现　"三多一少"，即多饮、多食、多尿、体重减轻。
（1）多饮：因多尿失水继而口渴多饮。
（2）多食：因葡萄糖不能被机体充分利用，多随尿液排出，机体热量来源不足，为了维持机体活动，患者常易饥、多食。
（3）多尿：血糖升高后，大量的葡萄糖从肾脏排出，引起渗透性利尿而导致多尿，每日尿量可达2~10L。
（4）体重减轻：外周组织对葡萄糖利用障碍，脂肪分解增多，蛋白质代谢呈负氮平衡，因而患者逐渐消瘦、疲乏无力，加之失水，导致体重明显减轻。
2. 其他表现　皮肤瘙痒、疲倦、饥饿、月经不调、阳痿、性欲减退等。

七、实验室检查

1. 糖代谢异常严重程度的检查
（1）尿糖测定：尿糖阳性是诊断糖尿病的重要线索，但尿糖阳性只是提示血糖水平超过肾糖阈（约10mmol/L），故尿糖阴性不能完全排除糖尿病可能。

例如：并发肾脏病变时，肾糖阈升高，虽然血糖升高，但尿糖可呈阴性；而妊娠期肾糖阈降低，虽然血糖正常，但尿糖可呈阳性。

（2）血糖测定：血糖升高是诊断糖尿病的主要依据，又是判断糖尿病病情和控制情况的主要指标。血糖值反映的是瞬间血糖状态，可用血浆、血清或全血测定。若血细胞比容正常，血浆、血清血糖比全血血糖高15%，诊断糖尿病时必须用静脉血浆测定血糖。

（3）葡萄糖耐量试验：当血糖高于正常范围而又未达到诊断糖尿病的标准，或怀疑有糖尿病倾向时，需进行葡萄糖耐量试验（oral glucose tolerance test, OGTT）。

（4）糖化血红蛋白和糖化血浆白蛋白测定：糖化血红蛋白测定主要是检测糖化血红蛋白A1（HbA1），HbA1中有a、b、c 3种蛋白，以HbAlc最为主要。正常人HbA1c占血红蛋白总量的3%~6%，不同实验室之间的参考值有一定差异。血糖控制不良者HbAlc值升高，并与血糖升高的程度相关。由于红细胞在血液循环中的寿命约为120d，因此HbAlc值反映了患者近8~12周总的血糖水平，为糖尿病控制情况的主要监测指标之一。糖化血浆白蛋白主要为白蛋白，同样也可与葡萄糖发生非酶催化的糖化反应而形成果糖胺（fructose amine, FA），其形成的量与血糖水平相关，正常值为1.7~2.8mmol/L。由于白蛋白在血中浓度稳定，其半衰期为19d，故FA反映患者近2~3周内总的血糖水平，为糖尿病患者近期病情监测的指标。

2. 胰岛β细胞功能检查

（1）胰岛素释放试验：正常人空腹基础血浆胰岛素为35~145pmol/L（5~20mU/L），口服75g无水葡萄糖（或100g标准面粉制作的馒头）后，血浆胰岛素在30~60min上升至高峰，峰值为基础值的5~10倍，3~4h恢复到基础水平。本试验反映基础和葡萄糖介导的胰岛素释放功能。胰岛素测定受血清中胰岛素抗体和外源性胰岛素干扰。

（2）C肽释放试验：C肽基础值不小于400pmol/L，口服75g无水葡萄糖（或100g标准面粉制作的馒头）后，C肽在30~60min上升至高峰，峰值为基础值的5~6倍。C肽释放试验也反映基础和葡萄糖介导的胰岛素释放功能。C肽和胰岛素以等分子数从胰岛β细胞生成与释放，由于C肽清除率慢，肝脏对其摄取率低，且其测定不受血清中的胰岛素抗体和外源性胰岛素影响，故比血浆胰岛素更能准确反映胰岛β细胞功能。

（3）其他检测β细胞功能的方法：如静脉注射葡萄糖－胰岛素释放试验，可了解胰岛素释放第一时相；胰升糖素－C肽刺激试验，可反映β细胞储备功能等，可根据患者的具体情况和检查目的而选用。

3. 有关病因和发病机制的检查　　GAD抗体、IAA及IA-2抗体的联合检测；胰岛素敏感性检查；基因分析等。

八、诊断

糖尿病的临床诊断应依据静脉血浆血糖而不是毛细血管血糖检测结果。目前国际通用的诊断标准和分类是世界卫生组织（1999年）制订的标准。糖尿病诊断标准见表4-1，糖代谢状态分类标准见表4-2。

表 4-1　糖尿病诊断标准

诊断标准	静脉血浆葡萄糖（mmol/L）
（1）典型糖尿病症状（烦渴多饮、多尿、多食，不明原因的体重下降） 加上随机血糖 或加上	≥ 11.1
（2）空腹血糖 或加上	≥ 7.0
（3）葡萄糖负荷后 2h 血糖 无典型糖尿病症状者，需改日再复查确认	≥ 11.1

注：空腹状态是指至少 8h 没有进食热量；随机血糖是指不考虑上次用餐时间，一天中任意时间的血糖，不能用来诊断空腹血糖异常或糖耐量减低

空腹血浆葡萄糖或 75g OGTT 后的 2h 血浆葡萄糖值可单独用于流行病学调查或人群筛查。如 OGTT 目的是用于明确糖代谢状态时，仅需检测空腹和糖负荷后 2h 血糖。我国资料显示仅查空腹血糖则糖尿病的漏诊率较高，理想的调查是同时检查空腹血糖及 OGTT 后 2h 血糖值。OGTT 其他时间点血糖不作为诊断标准。建议已达到糖调节受损的人群，应行 OGTT 检查，以提高糖尿病的诊断率。

表 4-2　糖代谢状态分类（世界卫生组织，1999 年）

糖代谢分类	静脉血浆葡萄糖（mmol/L）	
	空腹血糖	糖负荷后 2h 血糖
正常血糖	<6.1	<7.8
空腹血糖受损	≥ 6.1, <7.0	<7.8
糖耐量减低	<7.0	≥ 7.8, <11.1
糖尿病	≥ 7.0	≥ 11.1

注：空腹血糖受损和糖耐量减低统称为糖调节受损，也称糖尿病前期

九、治疗原则及控制目标

1. 治疗原则 糖尿病治疗需坚持早期、长期、积极、理性及治疗措施个体化的原则。治疗目标为纠正代谢紊乱,消除症状,防止或延缓并发症的发生,维持良好的健康和学习、劳动能力,保障儿童生长发育,延长寿命,降低病死率,以及提高患者生活质量。糖尿病的综合治疗又被称为"五驾马车",即饮食、运动、血糖监测、糖尿病教育和药物治疗。

2. 控制目标 糖尿病患者综合调控目标的首要原则是个体化,应根据患者的年龄、病程、预期寿命、并发症或合并症病情严重程度等进行综合考虑。糖尿病综合控制目标见表4-3。其中,糖尿病合并高血压的情况在临床常见。较年轻和病程较短的患者,可能不需要过多治疗就可以将血压降至 130/80mmHg (1mmHg=0.133kPa) 以下。老年患者血压目标值可适当放宽至 150/90mmHg。

表 4–3 糖尿病综合控制目标

		理想	良好	差
血糖（mmol/L）	空腹	4.4~6.1	≤ 7.0	>7.0
	非空腹	4.4~8.0	≤ 10.0	>10.0
HbA1c（%）		<6.5	6.5~7.5	>7.5
血压（mmHg）		<130/80	（130~140）/（80~90）	≥ 140/90
体质指数（kg/m²）	男	<25	<27	≥ 27
	女	<24	<26	≥ 26
总胆固醇（mmol/L）		<4.5	≥ 4.5	≥ 6.0
高密度脂蛋白胆固醇（mmol/L）		≥ 1.1	0.9~1.1	<0.9
三酰甘油（mmol/L）		<1.5	<2.2	≥ 2.2
低密度脂蛋白胆固醇（mmol/L）		<2.5	2.5~4.0	>4.0

十、预防

糖尿病预防工作分为 3 级,包括一级预防、二级预防及三级预防。

1. 一级预防 预防糖尿病的发生。

（1）主要目标:控制糖尿病的危险因素,预防糖尿病的发生。

（2）预防重点:①在一般人群中开展健康教育,宣传糖尿病基本知识,包括糖尿病的定义、症状和体征,常见的并发症和体征,提高人群对糖尿病防治的知晓度和参与度;②倡导健康的生活方式,提倡合理膳食、控制体重、适量运动、限盐、控烟、限酒、保持心理平衡等,纠正可控制的糖尿病高危因素,提高社区人群的糖尿病防治意识。

2. 二级预防　预防糖尿病的并发症。

（1）主要目标：早发现、早诊断和早治疗糖尿病患者，在高危人群中开展疾病筛查、健康干预等，指导其进行自我管理。在已诊断的患者中预防糖尿病并发症的发生，及早进行糖尿病并发症的筛查，尽可能控制和纠正患者的高血糖、高血压、血脂紊乱、肥胖及吸烟等。

1）成年人中糖尿病高危人群的定义：在成年人（>18 岁）中，具有下列任何一项及以上者为糖尿病高危人群。①年龄≥ 40 岁；②有糖尿病前期（糖耐量减低、空腹血糖受损或两者同时存在）史；③超重（体质指数≥ 24kg/m² ）或肥胖（体质指数≥ 28kg/m² ）和（或）中心型肥胖（男性腰围≥ 90cm，女性腰围≥ 85cm ）；④静坐生活方式；⑤一级亲属中有 2 型糖尿病家族史；⑥有妊娠糖尿病病史的妇女；⑦高血压［收缩压≥ 140mmHg 和（或）舒张压≥ 90mmHg ］，或正在接受降压治疗；⑧血脂异常［高密度脂蛋白胆固醇≤ 0.91mmol/L 和（或）三酰甘油≥ 2.22mmol/L ］，或正在接受调脂治疗；⑨动脉粥样硬化性心血管疾病患者；⑩有一过性类固醇糖尿病病史者；多囊卵巢综合征患者或伴有与胰岛素抵抗相关的临床状态（如黑棘皮病等）；长期接受抗精神病药物、抗抑郁药物治疗和他汀类药物治疗的患者。

2）儿童和青少年中糖尿病高危人群的定义：在儿童和青少年（≤ 18 岁）中，超重（体质指数大于相应年龄、性别的第 85 百分位）或肥胖（体质指数大于相应年龄、性别的第 95 百分位）且合并下列任何一项及以上者为糖尿病高危人群。①一级或二级亲属中有 2 型糖尿病家族史；②存在与胰岛素抵抗相关的临床状态（如黑棘皮病、高血压、血脂异常、多囊卵巢综合征、出生体重小于胎龄者）；③母亲妊娠时有糖尿病病史或被诊断为妊娠糖尿病。

（2）预防重点：①加强糖尿病并发症的教育，如并发症的种类、危害、严重性及危险因素和预防措施等；②强调"五驾马车"综合治疗的重要性；③教会患者自我血糖监测，包括自我血糖监测的技术和频率；对于使用胰岛素的患者，应教会患者调整胰岛素的用量及防治低血糖；④强调患者定期进行并发症筛查的重要性。

3. 三级预防　减少糖尿病的致残率和死亡率。

（1）主要目标：减少糖尿病的致残率和死亡率，提高糖尿病患者的生活质量，其过程包括 3 个连续的阶段：①防止并发症的出现；②防止并发症发展到临床可见的器官和组织病变；③防止由于器官或组织衰竭导致的残废。

（2）预防重点：①严格控制血糖、血压、血脂；②加强并发症防治知识宣传教育；③及时给予有效的治疗措施。

第五章　糖尿病教育概述

糖尿病是一种长期慢性病,患者日常行为和自我管理能力是糖尿病控制与否的关键之一,因此糖尿病的控制不是传统意义上的治疗而是系统的管理。糖尿病的治疗仅依靠医护人员是远远不够的,最为重要的是患者的自我管理。如何使患者获得自我管理糖尿病的能力,就得用好糖尿病教育治疗这一首要措施。糖尿病教育是贯彻糖尿病三级预防的关键。1991 年国际糖尿病联盟(International Diabetes Federation, IDF)向全世界宣布,每年 11 月 14 日为世界糖尿病日。其中,1995 年世界糖尿病日宣传的主题为"糖尿病的教育",口号是"无知的代价"。糖尿病教育是综合治疗中的一个重要部分,是防治糖尿病的核心,并贯穿于诊治的整个过程。糖尿病自我管理教育可促进患者不断掌握疾病管理所需的知识和技能,结合不同糖尿病患者的需求、目标和生活经验,并受循证指导。接受糖尿病自我管理教育的患者,血糖控制优于未接受教育的患者,同时,拥有更积极的态度、防治糖尿病知识和良好的糖尿病自我管理行为。

一、糖尿病自我管理教育的意义

糖尿病健康教育不仅是护理专业发展的需要,也是患者的需要,良好的糖尿病教育有助于患者充分发挥主观能动性,更好地配合医护人员进行治疗,改变不健康的生活方式,提高自我管理技巧和病情监测能力,从而有利于控制血糖达标,减少和延缓并发症的发生与发展,提高生活质量,减轻患者和社会的经济负担。

二、糖尿病自我管理教育的目标

(一)糖尿病自我管理教育的基本目标

1. 使患者充分认识糖尿病并掌握糖尿病的自我管理能力　使患者认识自己所患糖尿病的类型及并发症;认识糖尿病控制不良的严重后果与糖尿病控制的重要性;能自我监测血糖、观察病情变化,并能根据结果进行饮食、运动和药物的调整;能自己使用胰岛素,并能根据血糖结果调整胰岛素用量;充分认识低血糖的危害,能有效预防低血糖的发生,如果发生低血糖,能及时、正确地处理。

2. 使患者改变对疾病的态度　使糖尿病患者改变对疾病的消极或错误

态度,提高患者治疗和监测病情的依从性,能积极、主动地与医务人员进行配合,从而达到最佳治疗效果。

3. 提高患者积极主动性　使患者成为糖尿病管理中最积极、最主动的参与者,充分发挥患者的主观能动性,提高医疗效果。

4. 提高糖尿病患者自我管理能力。

(二)糖尿病自我管理教育的最终目标

糖尿病教育不仅是为了传授知识,也是为了帮助糖尿病患者建立良好的健康行为,使其达到自我管理行为的改变,解决问题,与医疗团队积极合作,最终改善临床结局、健康状况和生活质量。

三、糖尿病自我管理教育的内容

糖尿病教育目的应根据具体条件、患者的知识水平、经济背景、知识需求等因地因人而异,总体来说,糖尿病教育内容主要包括以下几个方面。

1. 糖尿病的基础知识　如糖尿病的概念;糖尿病的危险因素;糖尿病的发病原因和进程;糖尿病的诊断和分型;糖尿病的临床表现;糖尿病的危害及急慢性并发症的防治;糖尿病的基本治疗原则及个体化的治疗目标等。

2. 个体化的生活方式、干预措施和饮食治疗方案。

3. 个体化的运动方案,如规律运动和运动处方。

4. 药物治疗　包括口服药治疗的种类、作用机制、不良反应、使用注意事项;胰岛素的类型、适用人群;规范的胰岛素注射技术;胰岛素的保存、副作用等。

5. 自我血糖监测和尿糖监测(当血糖监测无法实施时)。教育内容应包括监测目的和意义、监测方法和频率、血糖结果的记录与分析、血糖仪的维护和管理等。

6. 口腔护理、足部护理、皮肤护理的具体技巧。

7. 特殊情况下的应对措施,如疾病、低血糖、应激和手术、妇女受孕及妊娠期全程监护。

8. 心理调适　鼓励患者积极应对糖尿病及其并发症,指导患者心理调节的知识和技巧,减轻焦虑、抑郁等,增强遵医行为。

9. 教导患者掌握自我管理的技术,包括血糖监测、胰岛素笔注射、血压及体重测量、低血糖预防及处理、病情变化的观察及定期复查等。

四、糖尿病自我管理教育的方法和方式

(一)教育方法

糖尿病自我管理教育方法根据教育人数、教育目的的不同可大致分为3

种,即个体教育、小组教育和大课堂教育,每种方法各有特点。内容包括饮食、运动、血糖监测和自我管理能力的指导,小组式或个体化形式的针对性更强。糖尿病自我管理教育可以以个体教育、集体教育、个体和集体教育相结合、远程教育的方式开展。

1. 个体化教育　即"一对一"教育,指糖尿病教育者与患者进行一对一的沟通和指导,这种教育方法以个体为对象,适用于需要重复练习的技巧学习,如胰岛素注射、自我血糖监测等,以及有特殊健康需求的患者,每次教育时间约为30min。

(1)优点:个体化教育是一种最大交流性的教育方式,教育者根据患者的需求制订专门的教育内容和计划,进行面对面的交流,教育方法和内容灵活,能较好地确保教育效果、满足患者需求。这种教育方法可使教育者与患者之间自由交流,制订健康教育目标时鼓励患者参与,实施方案过程中可细化行为改变目标,方便患者回馈,随时调整方案。

(2)缺点:这种教育方式费时费力,重复劳动强度大,加重教育者的负担,每天可接受教育的患者人数有限,而且不能为患者提供相互交流、分享经验的机会。由于这种教育方法费时费力而且护理人员数量有限,目前还不能在住院病房广泛开展,主要适用于在糖尿病健康教育门诊由糖尿病专科护士对患者进行健康宣教和指导。

2. 小组式教育　即糖尿病教育者针对多个患者的共同问题同时与患者沟通并予以指导,每次教育时间约为1h,患者人数多在10~15人,最多不超过20人。

(1)优点:小组式教育可在同一时间对多个患者进行教育,不但可以节省时间和教育资源,而且有利于同伴间的交流和经验分享,在病友的支持下可提高患者的主动性,增强患者的自信心及交流能力,消除社会孤独感。

(2)缺点:由于小组成员知识水平、知识接受能力参差不齐,个别患者的特殊要求可能会难以满足,而且患者间的不良生活习惯或对糖尿病的错误认识也较容易在其间相互影响。

3. 大课堂式教育　大课堂式教育是指以课堂授课的形式由医学专家或糖尿病专业护士为患者讲解糖尿病相关知识,这种教育以群体为对象,主要针对糖尿病知识缺乏及糖尿病高危人群,属于糖尿病知识普及性质的教育,每次教育时间约为1.5h,患者人数在50~200人,主要针对对糖尿病缺乏认识的患者及糖尿病高危人群。

(1)优点:可以同时对多个患者进行教育,教育内容系统,有利于患者对知识的掌握,且更能有效地利用教学资源。

(2)缺点:大课堂式教育是一种灌输式教育,教育内容具有强制性,患者之间缺乏沟通交流,教育内容不易被掌握。而且患者人数较多不易管理,不能保证每个患者都能认真听讲及教育者与患者之间有效的双向交流,健康教育效果不能保证。

（二）教育形式

糖尿病教育应综合患者的年龄、文化程度、对糖尿病相关知识的需求、疾病状态等采取不同的教育形式,教育的形式可以是单一的,也可以多种形式结合进行,不管采取何种形式,最终的目的应是使患者易于接受,达到预期效果。

根据患者的需求、教育目标及可利用的教育资源,健康教育的形式大致可分为以下几种。

1. 专题讲座　是糖尿病教育最常用的教育形式,一般结合多媒体教育即现代化的视听系统,如幻灯、视频、投影等,以克服单纯授课的枯燥乏味,使教育内容更加形象、生动、易于理解,并可调动患者的兴趣和积极性,提高教育效果。

2. 专题讨论　讨论法可使患者最大程度的参与到活动中,不仅可鼓励患者积极思考,而且可以在讨论中取长补短、相互学习,有利于知识和经验的分享,同时可激发患者的学习兴趣,增强患者的沟通交流能力,解除社会孤独感。

3. 示教与反示教　主要用于糖尿病患者及其家属需要掌握的技术性操作,提高其动手能力,如胰岛素笔注射技术、血糖监测方法等,一般由糖尿病教育者当场示范、讲解整个操作过程及注意事项,并由患者及家属当场重复直至掌握,即示教与反示教。

4. 场景模拟与角色扮演　一般通过小品表演的形式模拟现实生活中的场景,使患者直观地掌握相关知识、分享感受,或者运用自己的知识和经验对小品传达知识的对错做出判断和分析,与教育人员一起探讨解决问题的方法。

5. 电话随访及咨询　一般由糖尿病教育人员通过电话定期对患者目前的状况进行咨询并予以相关健康教育,或者教育机构开通热线电话,患者针对自己的问题向糖尿病教育人员提问。这种方式非常简便,使患者在足不出户的情况下就可得到健康指导。

6. 联谊与夏令营　成立糖尿病患者俱乐部,定期举办夏令营或联谊,通过丰富多彩的活动,激发患者的积极性,寓教于乐,不仅有利于糖尿病病友间的经验交流,还可丰富生活,改善人际关系,减轻孤独感,提高疾病管理的自信心。

7. 媒体宣传　通过电视台、广播、报纸、杂志等媒体宣传工具,宣传糖尿病相关知识和健康理念,这种方式传播范围广,有利于知识的普及。

8. 健康宣传资料　这种教育形式多将糖尿病相关知识制作成小册子、宣传卡片、墙报等,发放给患者或者放置、张贴于病房和社区的健康教育宣传栏,供患者学习。这种宣传资料一般重点突出、内容系统、简单明了,知识性强而且图文并茂,易于患者理解且易于保存和查阅。

9. 其他网络工具　随着网络的发展,一些网络交流工具越来越多地应用到糖尿病健康教育中,可开展糖尿病远程教育,通过手机或互联网传播糖尿病自我管理健康教育相关资讯,如短信、微信、QQ 等。糖尿病教育者定期设置不同的专题内容,通过网络发送给患者,这种教育方式不受时间和空间限制,使患者随时可接收到糖尿病相关知识,而且这种方式经济、实惠、便捷。

无论采取何种教育形式,都应做到 3 个"M",即内容丰富(meaningful)、便于记忆(memorable)、激励性强(motivating)。糖尿病的教育和指导应该是长期和及时的,特别是当血糖控制较差、需调整治疗方案时,或因出现并发症需进行胰岛素治疗时,必须给予具体的教育和指导。而且教育应尽可能标准化和结构化,并结合各地条件做到"因地制宜"。

五、糖尿病教育的策略

1. 糖尿病教育必须多学科团队合作　糖尿病教育不是仅靠医生或护士就可以的,糖尿病教育需多学科合作,其成员除包含糖尿病专科护士、医生外,还包括营养师、药剂师、心理咨询师、运动理疗师等,成员之间相互协作、相互交流,以全面解决患者的问题。

2. 糖尿病教育者必备技能　糖尿病教育者有责任为糖尿病患者、医务人员、团队成员提供高质量的教育,这就要求糖尿病教育者通过不断学习来提高自身素养,具备扎实的专业知识和技能及良好的学习、交流、教学和参与科研的能力。

3. 糖尿病教育流程　无论采取何种教育方式,都应有计划、有程序地进行,才能确保教育行之有效。以对糖尿病患者进行健康教育为例,一个完整的糖尿病自我管理教育流程应以糖尿病患者为中心,包括教育评估→发现问题→确定教育目标→制订教育计划→实施教育计划→评价教育效果6 个步骤(图 5-1),该流程并不是单一方向进行的,而是周而复始反复进行的。

（1）教育评估:评估是糖尿病教育的第一步,也是基础,主要为糖尿病

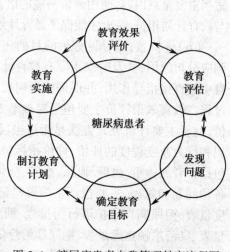

图 5-1　糖尿病患者自我管理教育流程图

教育提供信息。如果不评估或评估不充分,不能制订切实可行的糖尿病教育计划,最终可能达不到预期效果。如对患者进行糖尿病教育,评估的主要内容包括患者目前的病情、治疗方法、教育程度、学习能力、对糖尿病知识的了解和掌握情况、自我管理状况和能力,患者学习的意愿、心理状况,患者期望的短期目标等。评估的方法分为直接评估和间接评估两种,直接评估方法包括访谈、问卷调查、观察等,间接评估方法包括查阅患者病历、分析病史、查看患者检查结果、询问患者家属等。

(2)发现问题:即通过评估找出患者目前在知识、行为及心理存在的主要问题和目前迫切需要解决的问题,也是为糖尿病教育确定教育主题的过程。

(3)确定教育目标:糖尿病自我管理教育目标是糖尿病教育计划制订的前提,目标的制订应具有具体性、可测量性、可行性、可接受性和实效性,根据患者的年龄、文化水平、所处的疾病阶段、病情、自我管理能力等方面综合考虑,以确保患者能达到所期望的目标。教育目标主要分为3类:①知识目标,即对所需知识的理解和接受程度;②技能目标,即学习和掌握某项操作技能及熟练程度;③态度目标,即健康相关态度的形成或改变。

(4)制订教育计划:教育计划应根据所确定的教育目标及可利用的教学资源来决定,其主要由5个部分组成,即确定教育时间、确定教育内容、确定教育场所、确定教育人员、确定教育工具和方法。

(5)实施教育:是指糖尿病教育的具体实施过程,进行糖尿病教育时应多种教育方法相结合,如演讲、资料发放与操作示范相结合,使内容更加丰富且易于记忆,同时激发被教育者的兴趣,使其最大程度地参与到教育中;创造良好的学习环境,教育应在一个轻松、融洽的氛围下进行;注重教育时信息的双向传播,适当重复重点内容,使用通俗易懂的语言,避免过多使用医学术语;教育内容应与教育计划相符,综上才能保证教育计划的顺利实施,获得较理想的教育效果。

(6)评价教育效果:评价的目的在于检查教育是否达到预期目标,如未达到应分析原因,并及时修正原有教育计划或方法,改进工作。评价在糖尿病教育中起直接指导作用,并保证糖尿病教育的有效性,贯穿于糖尿病教育的整个过程。教育效果评价主要包括对教学方法的评价和对教育目标实现程度的评价,前者主要评价教育方法是否适当、教材是否适合等,后者主要是对患者知识和行为改变程度的评价,评价指标包括客观指标和主观指标两种,客观指标包括患者的体重、血糖、血压、血脂、糖化血红蛋白等指标的变化。主观指标即各种问卷和量表,主要包括基线资料记录表、糖尿病患者知识量表、糖尿病态度量表、糖尿病自我护理行为量表、糖尿病患者生活质量量表、汉密尔顿抑郁量表、汉密尔顿焦虑量表、糖尿病治疗依从性量表、糖尿病患者认知评价表等,主要用于评价患者在知识掌握、行为、心理、生活质量等方面有何改变。

第六章　糖尿病饮食治疗

第一节　糖尿病饮食治疗的目的及原则

饮食治疗是糖尿病患者治疗过程中的重要组成部分之一,是所有治疗的基础。糖尿病患者不管何种类型、病情轻重、是否用药、有无并发症等,都应进行饮食治疗。

一、糖尿病饮食治疗目的

理想的糖尿病饮食可达到以下目的。

1. 纠正营养失衡　通过有目的的调节饮食中营养成分,满足患者日常营养需求,达到纠正营养失衡的目的。

2. 减少血糖波动,降低血糖　在合理选择饮食成分、控制饮食量的基础上达到控制血糖的目的。

3. 纠正代谢紊乱　使血糖、血压、血脂尽可能达到正常水平。

4. 达到或维持理想体重　糖尿病饮食每日热量摄入量的计算是以理想体重为基础的,通过饮食量的调整加上合理运动,消瘦者逐步增加饮食摄入量,体重增加;肥胖者逐步减少摄入量,减轻体重。

5. 有效防治或延缓糖尿病各种急、慢性并发症的发生。

6. 提高糖尿病患者的生活质量。

二、糖尿病饮食治疗原则

糖尿病患者的饮食治疗应遵循固定热量、均衡膳食、合理搭配、定时定量四大原则。

1. 固定热量　根据个人理想体重、劳动强度、生长发育等计算每日所需要从食物中摄入的总热量。

2. 均衡膳食　在等热量的情况下,尽可能选择多种类别的食物,以争取全面均衡的营养。人体必需的营养素归纳起来分为七大类:碳水化合物、蛋白质、脂肪、矿物质和微量元素、维生素、水及膳食纤维。其中提供能量的主要为碳水化合物、蛋白质、脂肪,这 3 种营养素以不同的形式为人体提供能量,在体内也可互相转换。糖尿病患者在选择营养素时应注意以下几个方面。

（1）在控制总热量的前提下适当增加碳水化合物摄入量：碳水化合物主要由粮食提供，占全天总热量的 50%~60%，是最经济、最主要的能量来源，为脑、骨骼肌和心肌活动提供能量。

（2）适量选择优质蛋白：鱼、肉、蛋类富含优质蛋白质，蛋白质应占总热量的 15%~20%，约为 1g/（kg·d）。蛋白质是生命和机体的物质基础，对人体生长发育、组织修复、细胞更新起着重要作用。

（3）限制脂肪：许多荤菜和烹调油含脂肪丰富，脂肪的摄入量应不超过总热量的 25%~30%，胆固醇的摄入量不超过 300mg/d。脂肪是美味佳肴的创造者，但脂肪摄入过多会产生过多的能量，心、脑血管疾病的发生与脂肪摄入过多有关。

（4）增加膳食纤维、水的摄入量：膳食纤维主要从粗粮、蔬菜及菌藻类中摄取，每天需摄入 27~40g。膳食纤维有降糖、降脂、润肠和解毒等作用。水是人体最重要的营养素，占体重的 50%~60%，正常成人每日需水量约为 2500ml。

（5）补充足够的矿物质、维生素：钠、锌、镁、钙、磷等是构成人体组织和维持正常生理功能的重要物质。在我国，人群中比较容易缺的矿物质有钙、铁、锌。乳类、乳制品、蛋黄、鱼、贝、豆类等食物含钙丰富；动物肝脏、全血、肉、鱼及深绿色蔬菜等食物含铁丰富；锌来源于动物肉类及谷类的麸糖中。

（6）低盐饮食：限制钠盐的摄入量，每天不超过 6g。

3. 合理搭配　粗细粮搭配，荤素食兼顾，勿挑食，勿偏食。

4. 定时定量　注意进食规律，一日至少进食三餐，且要定时、定量。对于老年人、儿童、孕妇及容易出现低血糖的糖尿病患者，鼓励其在 3 次正餐之间加餐 2~3 次，可从正餐中拿出一部分食品留作加餐用。

第二节　糖尿病饮食治疗方案的制订

糖尿病患者饮食治疗不是让患者完全放弃所喜爱的食物，而是制订合理的饮食计划并努力执行。糖尿病饮食治疗方案的制订有细算法、主食固定法、食物交换份法、估算法等，这里主要介绍食物交换份法和估算法。

一、食物交换份法

（一）概述

食物交换份法是将计算好的、所含营养素类似的常用食物进行互换，灵活搭配营养平衡饮食的方法。食物交换份法按一份食物供热量为 90kcal，将食物分为若干份，制订饮食计划时可根据患者一日所需总热量确定各类食物的份数。在同类食物中可用不同食物依一定数量进行互换，这样就可在控制总热量的前提下保证食物多样性。

食物交换份法根据所含类似营养素的量,将常见食物分为四大类、八小类,即富含碳水化合物的谷薯类;富含维生素、矿物质、膳食纤维的菜果类;富含蛋白质的肉、豆、蛋类;富含脂肪的坚果、油脂类。各类食物交换表见表6-1~ 表6-8。

表 6-1 等热量谷薯类食物交换表

食品	重量(g)	食品	重量(g)
大米、小米、糯米、薏米	25	干粉条、干莲子	25
高粱米、玉米碴	25	油条、油饼、苏打饼干	25
面粉、米粉、玉米面	25	烧饼、烙饼、馒头	35
混合面	25	咸面包、窝窝头	35
燕麦片、莜麦面	25	生面条、魔芋生面条	35
荞麦面、苦荞面	25	马铃薯	100
各种挂面、龙须面	25	湿粉皮	150
通心粉	25	鲜玉米(1 中个带棒芯)	200
绿豆、红豆、芸豆、干豌豆	25		

注:每份谷薯类食物提供蛋白质 2g、碳水化合物 20g、热量 90kcal

表 6-2 等热量蔬菜类食物交换表

食品	重量(g)	食品	重量(g)
大白菜、圆白菜、菠菜、油菜	500	白萝卜、青椒、茭白、冬笋	400
韭菜、茴香、茼蒿	500	倭瓜、南瓜、菜花	350
芹菜、莴蓝、莴笋、油菜	500	鲜豇豆、扁豆、洋葱、蒜苗	250
西葫芦、西红柿、冬瓜、苦瓜	500	胡萝卜	200
黄瓜、茄子、丝瓜	500	山药、荸荠、藕、凉薯	150
芥蓝菜、瓢儿菜、塌棵菜	500	茨菇、百合、芋头	100
蕹菜、苋菜、龙须菜	500	毛豆、鲜豌豆	70
绿豆芽、鲜蘑、水浸海带	500		

注:每份蔬菜类食物提供蛋白质 5g、碳水化合物 17g、热量 90kcal

表6-3 等热量水果类食物交换表

食品	重量（g）	食品	重量（g）
柿、香蕉、鲜荔枝	150	李子、杏	200
梨、桃、苹果	200	葡萄	200
橘子、橙子、柚子	200	草莓	300
猕猴桃	200	西瓜	500

注：每份水果类食物提供蛋白质1g、碳水化合物21g、热量90kcal

表6-4 等热量肉蛋类食物交换表

食品	重量（g）	食品	重量（g）
熟火腿、香肠	20	鸡蛋粉	15
肥瘦猪肉	25	鸡蛋（1大个带壳）	60
熟叉烧肉（无糖）、午餐肉	35	鸭蛋、松花蛋（1大个带壳）	60
瘦猪、牛、羊肉	50	鸡蛋清	150
带骨排骨	50	带鱼	80
鸭肉	50	草鱼、鲤鱼、黑鲢、鲫鱼	80
鹅肉	50	大黄鱼、鳝鱼	80
兔肉	100	对虾、青虾、鲜贝	80
蟹肉、水浸鱿鱼	100	水浸海参	350
虾米	45	猪血	165
猪肝	50	猪耳	50
猪肚	80	猪腰子	95
鸡肉	55	鸡爪	35
鸡腿	50	烤鸭	20

注：每份肉蛋类食物提供蛋白质9g、脂肪6g、热量90kcal

表6-5 等热量大豆类食物交换表

食品	重量（g）	食品	重量（g）
腐竹	20	北豆腐	100
大豆	25	南豆腐（嫩豆腐）	150
大豆粉	25	豆浆（黄豆重量1份加水重量8份磨浆）	400
豆腐丝、豆腐干	50		

注：每份大豆类食物提供蛋白质9g、脂肪4g、碳水化合物4g、热量90kcal

表 6-6 等热量乳类食物交换表

食品	重量（g）	食品	重量（g）
奶粉	20	牛奶	160
脱脂奶粉	25	羊奶	160
乳酪（芝士）	25	无糖酸奶	130

注：每份乳类食物提供蛋白质 5g、脂肪 5g、碳水化合物 6g、热量 90kcal

表 6-7 等热量坚果类食物交换表

食品	重量（g）
核桃、杏仁、花生米	15
葵花籽（带壳）、南瓜子（带壳）	25
西瓜籽（带壳）	40

注：每份坚果类食物提供脂肪 10g、热量 90kcal

表 6-8 等热量油脂类食物交换表

食品	重量（g）	食品	重量（g）
花生油、香油（1 汤匙）	10	猪油	10
玉米油、菜籽油（1 汤匙）	10	牛油	10
豆油	10	羊油	10
红花油（1 汤匙）	10	黄油	10

注：每份油脂类食物提供脂肪 10g、热量 90kcal

（二）饮食治疗方案制订步骤

采用食物交换份法制订糖尿病饮食治疗方案的步骤：①计算理想体重；②确定每天热量；③计算全天食物交换份数；④查出各类食物的比例分配；⑤选择并交换食物。现举例说明采用食物交换份法制订糖尿病饮食治疗方案的步骤。

张阿姨，女性，52 岁，身高 165cm，体重 62kg，职业：教师，患糖尿病 4 年，采用口服药 + 饮食治疗，未出现明显并发症。

1. 计算理想体重　理想体重（kg）= 身高（cm）-105。在此值 ±10% 以内均属正常范围，低于此值 20% 为消瘦，超过此值 20% 为肥胖。张阿姨的理想体重为 165-105=60kg。

2. 计算每天需要的热量　全天所需热量 = 理想体重 × 每公斤体重需要的热量。不同劳动强度的热量需求见表 6-9。

表6-9 不同劳动强度成人糖尿病每日热量需求[kcal/（ kg/d ）]

劳动强度	体重		
	消瘦	正常	肥胖
极轻：卧床休息	20~25	15~20	15
轻：办公室职员、教师、售货员、简单家务，或与其相当的活动量	35	30	20~25
中：学生、司机、外科医生、体育教师、一般农活，或与其相当的活动量	40	35	30
重：建筑工、搬运工、冶炼工、重的农活、运动员、舞蹈者，或与其相当的活动量	45	40	35

张阿姨理想体重为60kg，实际体重为62kg，体重标准，教师为轻体力活动，因此选择每公斤体重30kcal/d。张阿姨每天所需总热量＝60×30=1800kcal。

3. 计算全天食物交换份数 1800/90=20 份。

4. 查出各类食物的比例分配 根据计算出的全天食物交换份数，查找各类食物相对应的份数。不同热量对应的糖尿病饮食内容见表6-10。

表6-10 不同热量糖尿病饮食内容（ 供参考 ）

热量（ cal ）	交换份	谷薯类	份	菜果类	份	肉蛋豆类	份	乳类	份	油脂类	份
1200	14	3 两	6	1 斤	1	3 两	3	0.5 斤	1.5	2 汤勺	2
1400	16	4 两	8	1 斤	1	3 两	3	0.5 斤	1.5	2 汤勺	2
1600	18	5 两	10	1 斤	1	3 两	3	0.5 斤	1.5	2 汤勺	2
1800	20	6 两	12	1 斤	1	3.5 两	3.5	0.5 斤	1.5	2 汤勺	2
2000	22	7 两	14	1 斤	1	3.5 两	3.5	0.5 斤	1.5	2 汤勺	2
2200	24	8 两	16	1 斤	1	3.5 两	3.5	0.5 斤	1.5	2 汤勺	2

张阿姨每天需谷薯类食物12份，菜果类1份，肉豆蛋类3.5份，乳类1.5份，油脂类2份，共20份。

5. 根据自己的习惯和喜好选择并交换食物 确定好各类食物数量后，我们就可以参考食物交换的四大类（八小类）内容，遵循"总量控制、粗细搭配、品种多样"的原则，根据患者自己的喜好，灵活、自由选择食物。张阿姨一日的饮食选择举例见表6-11。

表 6-11 张阿姨一日的饮食选择举例

餐次	食物份数	食谱 1	食物份数	食谱 2
早餐	谷薯类：3	咸面包 105g	谷薯类：3	包子：面粉 75g
	乳类：1.5	牛奶 240g	肉豆蛋：1	肥瘦肉 25g
	肉豆蛋：1	鸡蛋 1 个 60g	乳类：0.5	豆浆 200g
			菜果类：0.25	韭菜 125g
加餐			谷薯类：0.5	苹果 100g
中餐	谷薯类：4	米饭 100g	谷薯类：4.5	米饭 87.5g
	肉豆蛋：1.5	红烧豆腐 100g	肉豆蛋：1.5	玉米 200g、炖排骨 75g
		瘦肉 25g	菜果类：0.25	油菜 125g
	菜果类：0.5	菠菜汤 250g	油脂类：1	植物油 10g
	油脂类：1	植物油 10g		
加餐			乳类：1	牛奶 160g
晚餐	谷薯类：5	烙饼 140g	谷薯类：4	龙须面 100g
		绿豆汤 1 碗 25g	肉豆蛋：1	茭白 100g、炒牛肉 50g
	肉豆蛋：1	红烧草鱼 80g	菜果类：0.5	大白菜 125g
	菜果类：0.5	大白菜 250g	油脂类：1	植物油 10g
	油脂类：1	植物油 10g		

全天共计：谷薯类 12 份、肉豆蛋类 3.5 份、菜果类 1 份、乳类 1.5 份、油脂类 2 份，共 20 份

（三）注意事项

1. 红薯、土豆、山药、芋头、藕等根茎类蔬菜和苹果等水果类食物主要营养成分与主食接近，因此不能与蔬菜进行交换，应与谷薯类主食互换。

2. 糖尿病饮食需注意饮食的量，在最初采用饮食治疗时，应主要以称重法为主，同时准备 1 套专用餐具，掌握常见食物 1 个交换份的量，最终做到以食物体积估算重量，养成简便、有效的按量进食习惯。

3. 简单的食物重量换算法 50g 大米 =125g 米饭；50g 面粉 =75g 馒头；50g 生瘦肉 =35g 熟肉。

二、估算法一

1. 主食 根据体力活动量来确定，每日至少三餐，详见表 6-12。

表 6-12　不同体力活动量每日主食需求（g/d）

休息	轻体力劳动	中体力劳动	重体力劳动
200~250	250~300	300~400	400 以上

2. 副食　详见表 6-13。

表 6-13　估算法确定每日副食需求

新鲜蔬菜	牛奶	鸡蛋	瘦肉	豆制品	烹调油	盐
不少于 500g	250ml	1 个	100g	50~100g	2~3 汤匙	6g

三、估算法二

1. 普通膳食　适用于体重大致正常、一般状况较好的患者。休息者每日主食 200~250g，轻体力活动者 250g，中体力活动者 300g，消瘦或重体力活动者 350~400g。动物性蛋白质 100~200g，油 1~2 勺（1 勺 =10g），蔬菜 500g 以上。

2. 低热量膳食　适用于肥胖者。主食及副食按上述指标减少 10% 以上，同时应加强体育锻炼。

3. 高蛋白膳食　适用于儿童、孕妇、乳母、营养不良者、消耗性疾病者，主食可比普通膳食增加 10% 以上，动物性蛋白质增加 20% 以上。

四、饮食治疗方案的调整

饮食治疗方案制订好后，不一定立刻就能达到满意的治疗效果，即使达到了满意的治疗效果，也需要根据患者的接受程度、体重的增减、劳动强度的改变、病情变化及药物治疗方案的更改等及时进行调整。

1. 患者接受程度　糖尿病饮食治疗不是一朝一夕的事情，而是要长期坚持，才能达到预定目的。如果患者在饮食治疗的过程中出现了饥饿难忍、食物不合口味等情况，导致饮食治疗方案不能继续实施时，要根据具体情况及时调整，使患者既能愉快接受，又能达到治疗目的，这样才能使糖尿病饮食治疗持之以恒。

2. 体重的增减　经过一段时间的糖尿病饮食治疗后，原来肥胖者体重逐渐减轻或消瘦者体重逐渐增加，这时就要重新计算每日总热量。当然，如果体重的改变长期未达到既定的目标，也需要重新评估饮食治疗方案的合理性。

3. 劳动强度的改变　糖尿病患者每日所需的热量是根据不同劳动强度来确定的，当受疾病、生理、天气等客观条件的影响，本来的规律运动停止，或因工作改变，劳动强度发生了变化，饮食治疗方案也需重新进行调整。

4. 病情的变化　当糖尿病患者出现各种急、慢性并发症或合并其他不同疾病时，饮食治疗方案也要随之进行调整。如低血糖发生频繁，在及时纠正低血糖的同时，也要考虑饮食控制是否过严，饮食结构是否合理，进餐时间是否正确，以及是否有必要进行加餐等问题。如糖尿病患者并发了糖尿病肾病，则需重新考虑摄入营养物质的品种及数量等。

第三节　食物的血糖生成指数及血糖负荷

一、血糖生成指数

（一）定义

血糖生成指数（glycemic index，GI）是指含 50g 有效糖试验食物的血糖应答面积与含 50g 葡萄糖的血糖应答面积之比。GI 是衡量食物引起餐后血糖反应的一项有效指标，反映了食物与葡萄糖相比升高血糖的速度与能力，因此常用来指导糖尿病患者的饮食治疗。

不同的食物有不同的 GI，通常把葡萄糖的 GI 定为 100，根据 GI 对食物进行分类，可分为 3 类：GI<55 为低 GI 食物，GI 值在 55~75 为中 GI 食物，GI>75 为高 GI 食物。①低 GI 食物在胃肠中停留时间长，吸收率低，转化为葡萄糖的速度慢，血糖升高慢，人体有足够的时间调动胰岛素的释放与合成，使血糖不至于飙升，适合糖尿病患者进食。低 GI 食物包括高纤维的水果、蔬菜、豆类、乳类等。②中 GI 食物包括全麦面包、煮土豆、香蕉、菠萝等。③高 GI 食物进入肠道后消化快、吸收好，转化为葡萄糖的速度快，可使血糖迅速升高，不适合糖尿病患者进食。高 GI 食物包括馒头、白米（稀）饭、红枣等，特别是精制的白面包、白饭、白砂糖。

（二）影响因素

1. 碳水化合物的类型与结构　食物中的碳水化合物含量愈高，GI 就愈高，单糖比多糖具有更高的 GI。

2. 膳食纤维含量　膳食纤维含量愈高，GI 愈低。这是因为可溶性黏性纤维增加了肠道内容物的黏性，从而降低了淀粉和消化酶的相互作用。

3. 食物的成熟度　食物愈成熟，GI 愈高，如熟透的水果比未熟的水果有较高的 GI。

4. 食物酸碱度　酸碱度较低的食物，GI 会相对较低。

5. 淀粉的物理状态　颗粒碾得越细，糊化程度越高，GI 越高。稀烂、磨碎或切粒的食物较易被消化及吸收，所以 GI 较高。如豆类食品难消化，GI 低；面粉易消化，故 GI 高。故食物不宜太精细。在食物加工过程中，淀粉颗粒在水和热的作用下,有不同程度的膨胀,有些淀粉颗粒甚至破裂并分解,变得很容易消化,如煮粥时间越长,GI 越高。

6. 脂肪与蛋白质含量　脂肪与蛋白质含量较高的食物,GI 会相对较低。因为脂肪与蛋白质的增多,可以降低胃排空及小肠中食物的消化率,所以,高脂肪食物比等量低脂肪食物具有相对低的 GI。

（三）降低食物 GI 的方法

在日常生活中,除了尽量选择低 GI 食物外,还要掌握食物正确的加工、制作、烹饪方法,合理搭配,从而降低食物 GI。

1. "粗"粮不要细作　粮食碾磨的精细程度对 GI 的影响非常关键。

2. 简单加工　蔬菜能不切就不切,豆类能整粒吃就不要磨。必须要用到刀的薯类、根茎类蔬菜等,不要切得太小或切成泥状。多嚼几下,肠道多运动,对血糖控制有利。

3. 多吃膳食纤维　多选用天然膳食纤维丰富的蔬菜,如芹菜、竹笋等,木耳、菇类也是膳食纤维较好的来源。

4. 适当增加主食中的蛋白质。

5. 急火煮,少加水　食物加工时间越长,温度越高,水分越多,糊化就越好,食物 GI 也越高。除非营养治疗的特殊需要外,建议加工食物时尽量缩短煮的时间,少加水。

6. 摄入适量醋　食物发酵后产生酸性物质,可使食物的 GI 降低。在副食中加醋或柠檬汁是简便易行的方法。

7. 高低搭配　高、中 GI 食物与低 GI 食物混搭,可以配制成一个食物 GI 中等的膳食。

（四）注意事项

长期服用高 GI 的食物,会加重胰腺 β 细胞的衰竭。同时,当进食高 GI 食物后,血糖迅速升高,血中胰岛素会快速增加,使血糖急速下降,不但导致血糖波动大,而且两餐间较容易有饥饿感,接着可能会引起过量的进食。虽然低 GI 食物对血糖影响小,适合糖尿病患者进食,但同样要在控制食物总量的基础上选择低 GI 食物种类,不要以为 GI 低就可以随意食用。其实不论低或高 GI 的食物,当中的碳水化合物都会直接影响血糖,食用过量同样会引起血糖升高。因此糖尿病饮食治疗时应注意:第一,控制食物的量;第二,选择低 GI 食物。

二、血糖负荷

血糖负荷（glycemic load, GL）是指食物的 GI 与固定体积中糖乘积的百分比。它的意义在于帮助人们了解某种食物吃多了,血糖将会发生什么影响。

通常食物 GL ≥ 20 属于高 GL，提示相应重量的食物对血糖影响大；10.1~19.9 为中 GL，提示相应重量食物对血糖影响一般；≤ 10 为低 GL，提示相应重量食物对血糖影响不大。

总的来说，食物的 GI 是指食物中糖消化吸收的速度快慢，意味着糖的性质；食物中碳水化合物的含量是指碳水化合物的多少，意味着糖的量；GL 则是糖的性质与摄入量的综合反映。目前，糖尿病饮食的计算应用较多的方法为食物交换份法，但该方法的缺陷是不能正确反映同种食物不同加工烹调方法及含同样热量的不同食物对血糖影响的差异，食物 GI 及 GL 就能弥补这方面缺陷。因此糖尿病饮食治疗方案的制订应在食物交换份的基础上综合考虑食物 GI 和 GL，在控制食物总热量的前提下科学选择 GI 和 GL 均低的食物，这样更有利于血糖控制和稳定。

第四节 糖尿病饮食治疗中的常见疑问

糖尿病饮食治疗作为糖尿病的基本治疗手段之一，已为众多糖尿病患者所接受，但具体操作中依然存在着种种问题，对患者病情控制、生活质量造成了不良影响。现将糖尿病饮食治疗中的常见疑问归纳为十个方面进行解答。

一、糖尿病患者能否饮酒

乙醇是一种高热能物质，1g 乙醇可产生 7kcal 热量，饮酒会影响饮食中热量的控制。同时饮酒可使血糖控制不稳定，引起使用磺脲类降糖药或胰岛素治疗的患者出现低血糖，随后血糖又会反跳性升高。大量饮酒，尤其是空腹饮酒时，可使低血糖不能及时纠正。因此，建议糖尿病患者尽量控制饮酒，尤其避免饮用甜酒和烈酒。每次饮酒量控制在 1~2 个乙醇单位（1 个乙醇单位可提供 90kcal 的热量，相当于 360ml 啤酒或 150ml 果酒，或 40 度白酒 45ml），每周不超过 2 次。在饮酒的同时应适当减少碳水化合物摄入量。肥胖、高三酰甘油血症、肾病、妊娠糖尿病等患者不应饮酒。

二、糖尿病患者能否吸烟

糖尿病患者血糖控制不佳，容易导致患者血管内壁欠光滑、血液黏滞度高、红细胞变形能力差，引起血管硬化和阻塞，从而发生大血管及微血管并发症。而患者若长期吸烟可使血管进一步收缩、痉挛，血液黏滞度增加，加重组织缺血、缺氧，最终导致血管阻塞，加速糖尿病慢性并发症的进展，增加脑梗死、心绞痛或心肌梗死等严重并发症的发生率和死亡率。同时，糖尿病患者本身抵抗力较低，容易发生各种感染，且感染后不易控制；而吸烟会减弱呼吸道内的屏障功能,引起呼吸道感染。因此,为了延缓糖尿病各种并发症的发生发展,糖尿病患者不能吸烟。

三、糖尿病患者能否进食水果

当空腹血糖控制在 7.0mmol/L 以下,餐后 2h 血糖在 10.0mmol/L 以下,HbA1c 在 7.0% 以下,且血糖没有较大波动时,就可以选择进食桃、李子、杏、枇杷、菠萝、草莓、猕猴桃、苹果等含糖低的水果。同时需注意,进食水果要减少主食的摄入量,最好在两餐之间食用,病情控制不满意者暂不食用。

四、能否采用饥饿疗法降低血糖

饮食治疗是控制糖尿病的基础,其重要性是不言而喻的。但是,饮食治疗不等于饥饿疗法。如果进食量太少(每天主食低于 150g),容易出现低血糖及饥饿性酮症,还会出现低血糖后反跳性高血糖,导致血糖大幅波动,不利于血糖控制。同时由于热量摄入不足,还会造成体内自身脂肪及蛋白质过量分解,导致身体消瘦、营养不良、免疫力下降。科学的糖尿病饮食治疗应该是在保持膳食平衡的基础上,适当控制进食量,并注意食物多样化,而不是一味地忍饥挨饿或偏食。糖尿病患者每日的主食量一般不宜少于 150~200g。

五、主食少吃,副食、零食不限,是否更有利于血糖控制

糖尿病饮食治疗的首要原则是控制总热量,这不仅要求控制主食的量,同样也需要控制副食的量。副食中的蛋白质和脂肪进入人体后,可以通过糖异生转变成葡萄糖。因此,副食吃得太多,同样也会升高血糖。同时,高脂肪、高热量饮食还会导致肥胖,使血脂升高,加速动脉硬化,引起心脑血管并发症。绝大多数零食都含有较高的热量,如坚果就属于高脂肪、高热量食物,100g 坚果(如花生、瓜子、核桃、杏仁等)所含的热量相当于 200g 主食,30 粒花生米(约 12g)所含的热量相当于一汤匙植物油(10g)或者 25g 面粉或大米。因此零食也不能随便吃。

六、无糖食品是否可以吃

所谓的无糖食品只不过是不含蔗糖而已,无糖食品毕竟都是淀粉做的,与米饭、馒头一样,进食过多同样会导致血糖升高。因此不可被“无糖”二字所迷惑,不加节制地大量食用。另外,某些厂商推出的降糖食品,降糖成分尚有待考证,且通常没有确切的降糖疗效,所以糖尿病患者一定不能本末倒置,放弃降糖药治疗而用降糖食品来代替。

七、南瓜能否降糖

民间偏方说南瓜能降糖,可无限制多吃的观点是错误的。南瓜品种繁多,其碳水化合物含量为 1%~15%,含碳水化合物低的品种升血糖作用较小,但含碳水化合物高的品种进食过多,又不减少相应主食的量,不但不能降糖,反而会引起血糖大幅上升。

八、只要加大药量,多吃点没关系

不少糖尿病患者认为只要增加降糖药剂量,就不必严格控制饮食了,想吃什么就吃什么,爱吃多少就吃多少,这种观点其实是不对的。一是饮食过量会增加胰岛细胞的负担,加速胰岛功能的衰竭,导致口服降糖药的疗效逐渐下降甚至完全失效,加快各种急、慢性并发症的发生;二是药物过量应用,会增加其对肝、肾的不良反应,严重者甚至可危及生命。因此,不论哪种类型的糖尿病,不管糖尿病病情如何,也不管是否使用药物治疗,都不能放松对饮食的控制。只有在饮食控制的基础上辅以药物治疗,才能取得理想的降糖效果。

九、能否只吃粗粮,不吃细粮

多吃点粗粮的确对糖尿病有益,但吃太多富含膳食纤维的粗粮,有可能增加胃肠道的负担,影响蛋白质和一些微量元素的吸收,时间长了容易造成营养不良,反而对身体不利。因此无论吃什么,都应该适度、平衡,选择食物也要粗细搭配。

十、糖尿病患者是否应该尽量减少饮水

许多糖尿病患者认为多尿是血糖控制不佳的表现,因此常采取过度限水的方法来减少排尿。其实,糖尿病患者多尿是因为大量的葡萄糖从尿中排出,发生了渗透性利尿的结果。而口渴、多饮正是人体对高血糖及体内缺水的一种保护性反应。如果糖尿病患者严重失水而又得不到及时补充,将会进一步加重高血糖及体内高渗状态,造成机体内环境紊乱,严重者会发生高渗性昏迷而危及生命。因此,糖尿病患者只要没有心源性、肾源性疾病,就不要盲目限制饮水,每天饮水量宜在 1500~2000ml。小便量越多,越要多补充水分。

第七章 糖尿病运动治疗

运动治疗是糖尿病控制的两大基石之一,无论糖尿病患者处于治疗的哪个阶段,都应贯穿其中。但运动治疗并不意味着单纯的运动,不是每天随便运动就可以的。适当的运动对于防治糖尿病、改善生活质量具有积极作用,适当运动与平衡膳食相结合可使患者减少胰岛素或口服降糖药用量,对有些糖尿病患者来说,甚至不用药物就可以控制血糖,而不适当、盲目的运动则可能适得其反。运动治疗是指根据自身的情况,包括年龄、性别、体重、血糖控制水平、病情及用药等多种情况,制订运动计划、长期坚持并适当调整。唯有遵循科学的运动方式,才能达到预期效果。

一、运动治疗的意义

运动治疗作为糖尿病综合治疗中的一项基本治疗措施,在预防糖尿病的发生、改善糖代谢及防止慢性并发症的发生发展等方面具有重要意义。流行病学研究结果显示:规律运动 8 周以上可将 2 型糖尿病患者 HbA1c 降低 0.66%;坚持规律运动 12~14 年的糖尿病患者病死率显著降低。

1. 调节糖代谢,降低血糖 这是运动治疗对糖尿病患者最直接、最首要的作用效果,其降低血糖的作用机制包括:①运动不仅动员肝糖原和肌糖原,也消耗血液中的葡萄糖,提高葡萄糖的利用;②运动时血流量增加,毛细血管开放增多,胰岛素作用和葡萄糖转运面积增大,葡萄糖摄取增多;③运动时肌肉的收缩可刺激葡萄糖转入细胞,血液中葡萄糖降低。

2. 改善胰岛素抵抗,增强机体对胰岛素的敏感性 其主要机制有:运动可通过增加机体能量的消耗,减少脂肪在骨骼肌细胞、肝细胞和胰腺细胞中的堆积,进而减少对它们的毒性作用,从而增加胰岛素的分泌;运动可增加骨骼肌细胞膜上葡萄糖转运蛋白 -4(GLUT-4)的数量,增加骨骼肌细胞对葡萄糖的摄取,改善骨骼肌细胞对胰岛素的敏感性;运动可通过促进细胞内 GLUT-4 转位至细胞膜,增加骨骼肌细胞 GLUT-4 的转位,使骨骼肌细胞摄取葡萄糖增加。

3. 减轻或控制体重 运动锻炼可增强脂肪细胞中酶的活性,加速脂肪的分解,促进机体多余脂肪的消耗,从而使体重减轻。

4. 控制血压 运动可增加血管的弹性,对轻、中度高血压有一定的防治作用。

5. 改善心肺功能 运动时呼吸加深加快,可有效增加肺活量,提高最大耗氧量,使静息心率减少。

6. 改善血脂代谢 运动不仅加速脂肪的分解,同时可促进游离脂肪酸和胆固醇的利用,降低对机体有害的胆固醇和低密度脂蛋白水平,提高对机体具有保护作用的高密度脂蛋白水平,起到纠正脂肪代谢紊乱的作用。

7. 预防心血管疾病 运动可促进全身血液循环,增加血管弹性,还可提高抗凝因子的活性,预防动脉硬化、冠心病等心血管疾病的发生和发展。

8. 防治骨质疏松 随着年龄增加,老年人及女性绝经以后常会出现骨质疏松,而糖尿病又会加重骨质疏松,运动可延缓骨质疏松的发生和发展。

9. 放松紧张情绪 适当的运动锻炼使人心情舒畅,放松紧张情绪,增强适应感、幸福感,给患者带来自信和生活的乐趣。

10. 其他方面 运动通过促进全身血液循环和新陈代谢,增强机体免疫力及抗应激的能力,增强体质;促进儿童、青少年生长发育;改善睡眠;改善生活质量等。

二、运动治疗的适应证和禁忌证

1. 适应证 ①病情控制稳定的 2 型糖尿病;②2 型糖尿病肥胖者,这是运动治疗的最佳适应证;③稳定期的 1 型糖尿病;④稳定期的妊娠糖尿病。

2. 禁忌证 运动带来益处的同时也存在潜在风险,运动可增加冠心病患者发生心绞痛、心肌梗死的危险性;可增加神经病变患者发生下肢外伤的风险;高强度的运动可引起运动时和运动后的一段时间内血糖升高,并有可能造成持续高血糖,对于 1 型糖尿病患者或运动前血糖已明显增高的患者,高强度运动可诱发酮症或酮症酸中毒;运动可引起血压升高等。因此,有下列情况者禁忌运动:①空腹血糖 >16.7mmol/L;②反复低血糖或血糖波动较大;③有糖尿病酮症酸中毒等急性代谢并发症;④合并各种急性感染;⑤增殖性视网膜病变;⑥严重肾病;⑦严重心脑血管疾病(不稳定性心绞痛、严重心律失常、一过性脑缺血发作)。病情控制稳定后方可逐步恢复运动。

三、运动治疗的目标和原则

运动治疗的总体目标:保持肌肉结实和身体舒适、预防骨质疏松、降低血糖水平、降低血脂水平、控制体重、增强机体对胰岛素的敏感性。运动目标不同,运动的方式与内容也不一样。

运动治疗的原则:运动治疗应在医师指导下进行。运动前要进行必要的评估,特别是心肺功能和运动功能的医学评估(如运动负荷试验等)。进行运动时应遵循安全性、科学性、有效性和个体化原则,运动计划的调整应遵循强度由小至大;时间从短至长;频率由少至多;先行有氧运动,后增加肌肉负荷运动,即抗阻运动。

四、运动处方的制订

运动处方是指糖尿病患者有目的、有计划、科学地进行运动训练的个性化方案。运动处方应遵循 FITT 原则,包括运动频率(frequency)、运动强度(intensity)、运动时间(time)和运动类型(type)4 个要素。

(一)运动类型

运动根据有无耗氧分为有氧运动和无氧运动两种。

1. 有氧运动　是指人体在氧气充分供应的情况下进行的运动,是大肌肉群的运动,是一种强度低、有节奏、持续时间较长的运动,可消耗葡萄糖、动员脂肪、改善心肺功能等。常见的有氧运动有步行、慢跑、游泳、爬楼梯、做家务、跳舞、骑自行车、打太极拳、练瑜伽、做操、打球、跳绳等。

2. 无氧运动　是指肌肉在缺氧的状态下进行的运动,是对特定肌肉的力量训练,是一种剧烈的、突然产生爆发力的运动,也称抗阻运动。无氧运动由于携氧不足,乳酸生成增多,可出现气急、气喘、肌肉酸痛等,对心肺功能无明显改善作用,但可增加局部肌肉的强度、提高骨关节功能。常见的无氧运动有:举重、举哑铃、举杠铃、掷铅球、仰卧起坐等。

运动强度根据最大耗氧量不同一般可分为低强度运动、中强度运动和高强度运动 3 种,详见表 7-1。

表 7-1　运动强度分类

运动强度	最大耗氧量（%）	消耗 90kcal 热量的运动时间（min）	具体运动项目
低强度运动	20	30	购物、散步、做家务、练气功等
中强度运动	40~60	10	快走、打太极拳、骑车、打乒乓球、打羽毛球和打高尔夫球
高强度运动	80~100	5	快节奏舞蹈、有氧健身操、慢跑、游泳、骑车上坡、踢足球、打篮球

对糖尿病患者来说,联合进行抗阻运动和有氧运动可获得更大程度的代谢改善。有氧运动与抗阻运动两种运动方式相结合,互相补给,可在血糖控制方面获得更大益处。有氧运动以中、低强度的全身性运动为宜,如快走、骑自

行车、打乒乓球等,这些活动能提高心肺功能、增强抵抗力。抗阻运动以中等强度为宜,如举哑铃、仰卧起坐等肌肉锻炼,如无禁忌证,每周最好进行2~3次抗阻运动(两次锻炼间隔≥48h),锻炼肌肉力量和耐力。锻炼部位应包括上肢、下肢、躯干等主要肌肉群。当然,运动方式的选择还应结合个人日常生活、工作情况及运动习惯和运动爱好等。

（二）运动强度

运动强度应适宜,强度过小达不到治疗目的,强度过大或短时间内剧烈运动会刺激机体的应激反应,导致儿茶酚胺等对抗胰岛素作用的激素分泌增多,血糖升高,甚至诱发酮症酸中毒,而且增加心脏负荷和运动系统损伤。运动前后要加强血糖监测,运动量大或激烈运动时应建议患者临时调整饮食及药物治疗方案,以免发生低血糖。

由于每个人体质不同,患者应根据自身实际情况、身体适应水平来把握运动强度。运动强度可通过心率和主观感觉两个方法来衡量。

1. 心率　糖尿病患者最佳运动强度的心率应为最大安全运动强度心率,计算公式:心率(次/min)=(220- 年龄)×(60%~70%)。在此范围内,身体状况好的患者可达高值,身体状况不佳者达低值即可。也可用"170- 年龄"作为判断心率的计算公式。

2. 主观感觉　①运动量适宜:运动时能与他人自然交流,周身发热,微微出汗,但不大汗淋漓。运动结束后,心率在休息5~10min 内恢复到运动前水平,并且运动后自感轻松愉快,食欲和睡眠良好,虽有疲乏、肌肉酸痛,但短时间休息后即可消失。②运动量不足:运动后身体无发热感,无汗,脉搏无明显变化或在2min 内迅速恢复。③运动量过大:运动时气喘吁吁,大汗淋漓,交谈困难,运动结束后10~20min 心率仍未恢复,且出现疲劳、心悸、睡眠不佳、食欲减退等情况。

（三）运动时间

1. 进行运动的时间　禁忌在空腹或饥饿时运动,2012 年中国糖尿病运动指南推荐,运动最佳时间为餐后1.5h(从吃第一口饭算起),此时为餐后血糖最高的时候,此时运动不仅降血糖效果最好,而且不容易发生低血糖,其中又以早餐后为最佳运动时间。

2. 运动持续的时间　整个运动持续时间约为1h 左右,包括运动前准备和运动后放松的时间,运动在达到最佳的运动强度后应坚持至少30min,若不能每次运动30min,可分次进行,每次运动10~15min,多次累计以达到每天至少30min,每周运动的总时间应至少150min。2017 年版《中国2 型糖尿病防治指南》推荐,成年2 型糖尿病患者应增加日常身体活动,减少坐姿时间,每周至少150min(如每周运动5d,每次30min)中等强度(50%~70% 最大心率,运动时有点用力,心跳和呼吸加快但不急促)的有氧运动。研究发现,即使每次进行短时的体育运动(如 10min),累计 30min/d,也是有益的。

(四)运动频率

运动频率指每周运动的次数,中等强度的有氧运动是 2 型糖尿病患者最佳运动方式,一般认为糖尿病患者每周坚持 3~5 次(至少 3 次)为宜,如每周低于 3 次,则效果不佳,运动间歇超过 2d(48h),因运动诱导增加的胰岛素敏感性会显著下降,之前规律运动带来的效果和积累作用也相应减少。所以对糖尿病患者来说至少隔天运动 1 次,身体条件较好的患者最好坚持每天锻炼,这样可获得更大的治疗效果。对于肥胖的糖尿病患者,应每天坚持锻炼,这样才能起到减重效果。抗阻运动应每周至少 2 次,每 2~3d 1 次,更理想的是每周 3 次。运动源于生活,糖尿病患者应每天坚持做力所能及的事情,如散步、步行上班、做家务、爬楼梯等(活动的时间、频率、强度不限)以保持坚持运动的生活习惯,提高日常生活能力,保持身体健康。

糖尿病患者运动金字塔见图 7-1。

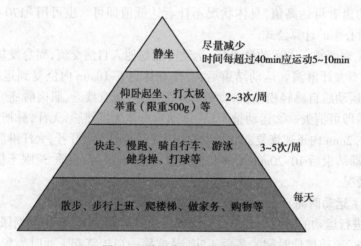

图 7-1 糖尿病患者运动金字塔

五、运动治疗方案的实施

(一)运动步骤

一个完整的运动治疗方案包括 3 个部分,即运动前热身、正式运动和运动后放松。

1. 运动前热身 运动前先进行 5~10min 的低强度有氧热身运动,如伸腰、踢腿、慢走、慢跑等,以提高心血管系统对运动的适应能力及关节、肌肉的柔韧性,避免活动时肌肉、韧带拉伤。

2. 正式运动 热身运动后进入正式运动,每次达到靶心率后持续至少10~30min,每天至少累计30min。

3. 运动后放松 运动结束时不要立即停止,应进行5~10min的整理、放松活动,如慢走、慢跑等,并逐渐停止运动,因运动时大量血液聚集在四肢肌肉组织中,如果突然停止运动,血液不能很快回到心脏而产生暂时性脑缺血,会引起头晕、恶心甚至虚脱等。

(二)注意事项

1. 运动前

(1)运动前应制订有效、合理的运动计划,运动计划应根据个人病情、生活习惯、用药、医生建议等制订。

(2)运动前应到医院做1次全面体检,包括血糖、糖化血红蛋白、血压、血脂、眼底、尿常规或尿蛋白、肾功能、心电图,双足、下肢血管彩超及心功能和神经系统检查。并与医生商讨目前的身体状况是否适合运动及合适的运动量、运动方式、运动时的注意事项。

(3)选择舒适、合脚的运动鞋、袜子,要注意鞋的密闭性和透气性,避免运动时损伤足部。

(4)运动场地要平整、安全,空气新鲜,避免运动时发生意外。

(5)避免在过冷或过热的环境中运动,运动前补充水分,避免因汗液丢失导致脱水。

(6)准备糖果、饼干、速效救心丸等,以备发生低血糖、心绞痛时使用。

2. 运动过程中

(1)运动中如出现胸闷、胸痛、气促等情况,应立即停止运动,原地休息,含硝酸甘油或速效救心丸,如症状不缓解,应尽快到医院就诊。

(2)做好应对低血糖的准备,如出现心悸、出冷汗、饥饿感、四肢无力的低血糖症状时,应立即停止运动,食用随身携带的糖果,如症状不缓解,应立即到医院就诊。

(3)运动时随身携带糖尿病医疗卡,医疗卡上标明姓名、住址、电话号码、联系人、患病情况等,以备发生意外时可及时发现和处理。

3. 运动后

(1)有条件者运动前后各测1次血糖,以掌握运动强度与血糖变化的规律,还应重视运动后的迟发性低血糖。

(2)运动可引起食欲增加、消化功能增强,运动后应注意饮食控制,否则将抵消运动带来的益处。

(3)运动后仔细检查双脚有无红肿、青紫、水泡、破损等,如有,应及时请专业人员处理或到医院就诊。

（4）运动后不要马上冲浴，应先将汗水擦干，待心率恢复正常再进行温水沐浴，避免受凉、感冒。

（5）运动后密切观察自己的身体反应，如每次运动后精力充沛，食欲、睡眠良好，说明运动量适宜；反之，出现疲劳、睡眠不佳、食欲减退，说明运动量过大；身体无明显感觉，脉搏无明显变化，表明运动量过小，应及时调整运动计划。

4. 其他

（1）制订"运动处方"：对糖尿病患者来说，运动作为一种治疗方法就意味着不是普通的锻炼、健身，这就要求首先了解患者目前的病情、血糖水平、并发症、血压、心肺功能等，以便制订有针对性的运动计划，包括运动类型、运动强度、运动频率、运动时间等，即所谓的"运动处方"，并付诸行动，才能达到预期效果。

（2）运动贵在坚持：运动锻炼要持之以恒，长期坚持，不要中断，除非身体不适可暂停活动。

（3）保证运动安全、有效：运动的选择应简单、安全，避免高强度的运动，防止发生意外。运动的时间、频率、强度、运动量应相对固定，切忌运动量、运动强度忽大忽小，以免血糖波动。

（4）预防低血糖的发生：①注射胰岛素的患者运动前应避免将胰岛素注射在运动区，如大腿或上臂处，因肢体的运动会加快胰岛素的吸收，易引起低血糖的发生。运动时最好将胰岛素注射在腹部，因胰岛素在腹部的吸收不受运动的影响。②避免在胰岛素或口服降糖药作用最强时运动，长时间、大运动量的运动如郊游、爬山、游泳，可适当减少运动前的胰岛素（尤其是短效胰岛素）和口服降糖药的剂量，运动前、中、后监测血糖变化，也可在运动前及运动中间适当进食。

（5）预防酮症酸中毒：应用胰岛素治疗的 1 型糖尿病患者如果体内胰岛素严重缺乏，随着运动的进行，周围组织不能有效利用葡萄糖，将会导致血液内葡萄糖升高、脂肪分解增加，血酮升高。为避免发生糖尿病酮症，1 型糖尿病患者在进行较高强度的运动前应监测血糖，如果血糖过高，则不宜运动。

（6）选择在良好的气候条件下运动：应避免在恶劣的气候条件下进行户外活动，如酷暑、严寒、大雾、下雨等，冬季注意保暖，避免感冒。

（7）结伴运动：避免单独运动，最好与其他人结伴运动，以便发生意外情况时能提供帮助。

六、特殊糖尿病患者运动治疗时的注意事项

（一）合并慢性并发症

1. 合并视网膜病变　有活动性的增殖性糖尿病视网膜病变的患者,如果过量、剧烈运动,可使眼底病变加重,甚至诱发玻璃体出血、视网膜剥离。这类患者在运动时应避免无氧运动及剧烈、活动量大的运动,还应避免弯腰用力或者屏气用力的活动,推荐步行、打太极拳、跳健身操等运动。

2. 合并糖尿病肾病　过量、剧烈运动可使肾血流量增加,尿蛋白的排出量增多,加重肾的负担,因此早期或临床糖尿病肾病患者可进行中、低强度的运动,禁忌较剧烈的运动。

3. 合并心脑血管病变　心脑血管疾病不是很严重者,可选择中、低强度的运动,避免举重等闭气运动,以免引起心脑血管意外,较合适的运动类型有步行、打太极拳、练气功等。

4. 合并神经病变　①周围神经病变可导致足部的保护性感觉丧失,严重的周围神经病变患者应限制负重运动和需要足部反复活动的运动,以免导致足部溃疡的发生,建议选择以上肢运动为主的运动,如游泳、器材健身等。②自主神经病变的患者可由于自主神经病变而发生猝死或无症状性心肌缺血,在剧烈运动后更容易发生低血压或高血压,同时这类患者在体温调节方面也存在障碍,因此应避免剧烈运动,以及在过冷或过热的环境中运动。

5. 合并糖尿病足　合并糖尿病足的患者在不妨碍糖尿病足预防和治疗的同时应采取力所能及的运动方式进行锻炼,以利于血糖的控制。但应注意避免下肢负重的运动,如骑车、长时间站立、行走、慢跑等,可进行上肢运动和下肢肌力锻炼,如游泳、划船、坐式或床上运动等其他非负重运动。

（二）老年糖尿病患者

老年糖尿病患者应避免剧烈运动,避免可能引起血压急剧升高或者易造成心脑血管意外的活动,如登山、爬楼梯等。对老年糖尿病患者来说,步行是最好的选择,也可将有氧运动融入到日常生活中,如做家务。老年糖尿病患者在步行时尽量选择平地,以免关节受损。

（三）儿童糖尿病患者

儿童糖尿病患者自我管理能力、自制力有限,应注重运动习惯的培养,为其选择娱乐性强、有趣的活动,以便能长期坚持。较适宜的运动方式有踢毽子、跳绳、跑步、打羽毛球等全身性的有氧运动方式。该类患者一般为1型糖尿病患者,血糖易波动,易发生低血糖,运动时应随身携带糖果,以免发生低血糖。由于儿童的精力较旺盛、贪玩,容易发生过量运动,这需要家长的监管和提醒。

（四）妊娠糖尿病患者

妊娠糖尿病患者运动时应注意运动的安全性,运动的时间、强度、方式应个体化;运动前全面体检,确定是否适合运动;应避免负重运动,建议采取散步、做孕妇操等形式的运动。每天运动半小时左右,运动时心率不超过140次/min,最多不超过160次/min,如果运动时出现不适,应立即停止并及时就医。

七、提高糖尿病患者运动治疗积极性的策略

1. 运动处方应根据患者的整体状况及其意愿个体化制订,使运动频率、强度、时间和类型都适合患者,便于安全、有效地进行下去。

2. 制订切实可行的运动计划、运动目标。

3. 列出每天的运动计划并督促执行　可将运动计划写下来,放在醒目的地方,每天提醒自己;也可将计划告诉家人,让家人督促执行。

4. 结伴运动　可使患者之间相互鼓励,有利于长期坚持。

5. 采取多样化运动,各项运动交替进行　长时间的同一种运动会使患者感觉枯燥、单调,可选择几项患者喜爱的运动,每周轮流交替进行。

6. 适当赞扬奖励　患者家属在患者坚持一段时间的运动后,予以精神或物质上的奖励,让患者有一种成就感。

第八章 糖尿病口服降糖药

糖尿病患者血糖升高基于其体内两种主要的病理生理改变,即胰岛素抵抗和胰岛素分泌受损。1型糖尿病患者因其胰岛功能受损导致胰岛素分泌绝对不足,因此降糖治疗主要依赖于外源胰岛素的使用。而对于2型糖尿病患者,则可通过多种途径作用于血糖控制的不同环节,从而有效控制高血糖。2型糖尿病是一种进展性疾病,随着病程的延长,患者胰岛β细胞功能逐渐下降,因此对于外源性血糖控制手段依赖性逐渐增大。临床上常需要口服药物间及口服药与注射降糖药[胰岛素、胰高血糖素样肽 –1(glucagon-like peptide–1,GLP-1)受体激动剂]间的联合治疗。

在临床上,生活方式干预是糖尿病治疗的基础,当饮食治疗和运动治疗不能有效控制血糖时,如血糖控制不达标(HbA1c ≥ 7.0%)则进入药物治疗,且随着病程进展有时需要多种降糖药联合治疗。

一、口服降糖药使用原则

糖尿病口服降糖药的使用应遵循以下原则。

1. 口服降糖药主要用于2型糖尿病患者。

2. 口服降糖药适用于经饮食控制和运动锻炼后血糖仍控制不佳的糖尿病患者。

3. 出现以下情况时应积极采用胰岛素治疗,不应采用口服降糖药:严重高血糖伴明显疲劳、口渴、皮肤干燥、恶心呕吐、视物模糊等;无法解释的体重减轻、尿量增多、饥饿感;酮症酸中毒、高渗综合征、妊娠、严重感染、脑梗死、心肌梗死、创伤、手术及严重的慢性并发症。

4. 对于1型糖尿病患者,不可单独使用口服降糖药,需联合胰岛素治疗。

二、口服降糖药的种类、作用机制和使用注意事项

口服降糖药可分为以促进胰岛素分泌为主要作用的药物(磺脲类、格列奈类、DPP-4抑制剂)和通过其他机制降低血糖的药物[双胍类、噻唑烷二酮类、α-糖苷酶抑制剂、钠–葡萄糖协同转运蛋白2(sodium-dependent glucose transporters 2,SGLT-2)抑制剂]。

（一）促胰岛素分泌剂

1. 磺脲类　前瞻性、随机分组的临床研究结果显示,磺脲类药物的使用与糖尿病微血管病变和大血管病变发生的风险下降相关。

（1）代表药物

一代:氯磺丙脲(已弃用);甲磺丁脲起效快、作用温和、价廉,一直沿用至今,尤其是在农村人群和一些经济水平较低人群。

二代:按降糖作用由强到弱依次包括格列苯脲(优降糖)、格列波脲(克糖利)、格列吡嗪(美吡达/迪沙片)、格列齐特(达美康)、格列喹酮(糖适平)。其中,格列苯脲作用强而持久,降低空腹血糖的效果好;格列吡嗪有短效作用,对降低餐后高血糖效果较好;格列齐特作用温和,降低空腹血糖效果亦较好;格列喹酮虽然作用最弱,但为唯一不主要经肾排泄(仅5%经肾排泄)的本代药物,肝、肾副作用低,为糖尿病肾病患者的首选药物。

三代:格列美脲(亚莫利),1次/d,用量小、见效快、作用持续时间长,能同时降低空腹血糖和餐后血糖;体重增加较少,适用于老年人和肾功能不全患者,对心肌缺血有保护作用。

消渴丸:是含有格列本脲和多种中药成分的固定剂量复方制剂。消渴丸的降糖效果与格列本脲相当。与格列本脲相比,消渴丸发生低血糖的风险低,改善糖尿病相关中医症候的效果更显著。

（2）作用机制:磺脲类药物属于促胰岛素分泌剂,主要作用是刺激胰岛素的分泌,其降糖作用有赖于尚存的相当数量且有功能的胰岛β细胞;也可增强靶细胞对胰岛素的敏感性,从而降低肝糖原的生成、减少脂肪分解作用且减少胰岛素的降解。磺脲类药物可使HbA1c降低1.0%~1.5%(去除安慰剂效应后)。

（3）作用特点:①空腹血糖越高,降糖作用越好。②在一定剂量范围内,磺脲类药物降糖作用呈剂量依赖性,超过最大有效浓度后降糖作用并不增强,相反副作用明显增加。③葡萄糖依赖作用:磺脲类药物对胰岛β细胞的刺激效应在一定程度上还受血糖水平的影响,在较低的血药浓度时,不同的血糖水平刺激胰岛素分泌的作用不同。

（4）药物失效:①原发性失效,约10%的患者在开始使用磺脲类药物时血糖不能控制;②继发性失效,初始治疗时使用本药药效良好,经过数月或数年后疗效减弱或消失。药物失效可采用替代治疗,即联合胰岛素或改为胰岛素加胰岛素增敏剂。

（5）磺脲类降糖药的选药原则:①非肥胖2型糖尿病的一线用药;②老年糖尿病患者或以餐后血糖升高为主者宜选用短效类,如格列吡嗪、格列喹酮;③有轻度肾功能不全者宜选用格列喹酮;④病程较长、空腹血糖较高的2型糖尿病患者可选用中、长效类药物(如格列苯脲、格列美脲、格列齐特、格列吡嗪控释片）；⑤所有 2 型糖尿病如单用磺脲类治疗血糖未能达标或失效,可与胰岛素、双胍类、噻唑烷二酮类联合使用。

（6）不良反应

1）低血糖:是磺脲类药物最常见的不良反应,尤其是格列苯脲,因为它的降糖作用强而持久。高龄、饮酒、多药联用、肝肾功能受损为主要诱因。因此在肝肾功能不全和老年患者中使用磺脲类药物时要特别小心。

2）长期使用可致体重增加。

3）部分患者出现恶心、呕吐,胆汁淤积性黄疸,肝功能异常,白细胞减少,粒细胞缺乏,贫血,血小板减少,皮疹等。

（7）禁忌证:① 1 型糖尿病患者不可单独使用;②有急性严重感染、手术、创伤或糖尿病急性并发症者;③有严重的肝、脑、心、肾、眼等并发症者;④对磺胺类药物过敏者;⑤妊娠期和哺乳期妇女禁用;不推荐儿童患者使用;老年患者要酌情调整剂量;肝肾功能不全的患者酌情使用。

（8）用药指导:①按医生的指导剂量在进餐前 30min 服用;②格列美脲一般 1 次 /d 顿服,服药时间为早餐前不久或早餐中服用;③格列吡嗪控释片和格列美脲要以适量的水整片吞服;④服药期间要做好血糖监测和记录;⑤如果经常在每天的同一时间发生低血糖,且持续 3d 以上,应及时报告医生;⑥有肾功能轻度不全的患者,宜选择格列喹酮。

2. 格列奈类药物

（1）代表药物:格列奈类药物为非磺脲类胰岛素促泌剂,目前临床上常用的有瑞格列奈（诺和龙）、那格列奈（唐力）、米格列奈（法迪）。

（2）作用机制:与磺脲类药物相似,但相对于磺脲类药物有"快开 – 快闭"的特性,其"快开"促胰岛素分泌模式与进食引起的生理性胰岛素分泌第一时相类似,可有效增强胰岛素的早期分泌,从而更好地控制餐后高血糖,可将HbA1c 降低 0.5%~1.5%;而它的"快闭"作用使得这类药物不会同时促进基础或第二时相的胰岛素分泌,可预防高胰岛素血症,从而保护 β 细胞,减少低血糖。

（3）作用特点:①恢复胰岛素分泌的第一时相,改善胰岛素抵抗。②抗动脉粥样硬化,降低心血管事件发生率。③抗氧化应激和抗炎作用,有效延缓糖尿病并发症的发生。④其降糖作用迅速且时间短,主要适于控制餐后血糖。⑤低血糖发生少,为速效餐时血糖调节剂,有"进餐服药,不进餐不服药"的特点,适于进餐时间不固定的患者。

（4）不良反应:常见不良反应是低血糖和体重增加,但低血糖的风险和程度较磺脲类药物轻。格列奈类药物可以在肾功能不全的患者中使用。

（5）适应证:适用于 2 型糖尿病早期餐后高血糖阶段,或以餐后高血糖为主的老年患者。因其主要经肝排泄,所以肾功能不全者可用。

（6）禁忌证：①对本类药物成分过敏者；②1型糖尿病患者；③12岁以下儿童、孕妇和哺乳期妇女；④糖尿病酮症酸中毒、严重肝功能不全、昏迷者。

（7）用药指导：①按医生的指导剂量在进餐前0~30min（通常为15min）内服药，服药后要按时按量进餐，避免低血糖的发生；②进餐服药，不进餐不服药；③服药期间要做好血糖监测和记录；④如果经常在每天的同一时间发生低血糖，且持续3d以上，应及时报告医生；⑤可单独使用或与其他降糖药联合应用（与磺脲类降糖药联合应用时需慎重）。在我国新诊断的2型糖尿病人群中，瑞格列奈与二甲双胍联合治疗较单用瑞格列奈可更显著地降低HbA1c，但低血糖的风险显著增加。

（二）双胍类

1. **代表药物**　盐酸二甲双胍（最常用）；苯乙双胍（降糖灵），易导致低血糖，临床已少用；二甲双胍缓释片。

2. **作用机制**　增强外周组织对胰岛素的敏感性，改善胰岛素抵抗，促进组织细胞对葡萄糖的利用；抑制肝糖原异生，从而降低肝葡萄糖的输出；促进糖在肠道的无氧酵解，抑制肠壁细胞摄取葡萄糖。对临床试验的系统评价显示，二甲双胍的降糖疗效（去除安慰剂效应后）为HbA1c下降1.0%~1.5%，并可减轻体重。在我国2型糖尿病人群中开展的临床研究显示，二甲双胍可使HbA1c下降0.7%~1.0%，可作为2型糖尿病患者控制高血糖的一线用药和药物联合治疗中的基本用药。

3. **作用特点**　①单独使用二甲双胍不导致低血糖，但二甲双胍与胰岛素或胰岛素促泌剂联合使用时可增加低血糖发生的风险。②改善血脂代谢：降低血三酰甘油水平，轻度降低血胆固醇水平。③抗动脉粥样硬化：减少动脉平滑肌细胞及成纤维细胞的生长，增加血纤溶活性，抗血小板凝聚，从而有效预防动脉粥样硬化。英国前瞻性糖尿病研究（United Kingdom prospectie diabetes study, UKPDS）结果证明，二甲双胍还可减少肥胖的2型糖尿病患者心血管事件和死亡。④减轻体重：不同于胰岛素，双胍类降糖药在抑制肠道吸收葡萄糖的同时并不促进脂肪的合成，同时具有减轻食欲的效果，因此服用本药对非胰岛素依赖的患者不会增加体重，而往往可轻度减重，特别是对于饮食控制严格的患者减重效果更明显。

4. **适应证**　①肥胖或超重的2型糖尿病，伴胰岛素抵抗，经饮食和运动治疗不能达标者，双胍类降糖药为首选降糖药。②单用磺脲类药物血糖不能达标的2型糖尿病，可联用双胍类药物以增强降糖效果。③在1型糖尿病患者中与胰岛素联用，可加强胰岛素作用，减少胰岛素剂量。④在不稳定型糖尿病患者中应用，可减轻血糖波动，有利于血糖的控制。

5. **不良反应**　①双胍类药物最常见的不良反应是胃肠道反应，主要为食欲缺乏、恶心、腹泻等消化道症状。②用药过量时，可能出现乳酸性酸中毒，这是双胍类药物最严重的并发症。③长期使用二甲双胍者应注意维生素 B_{12} 缺乏的可能性。

6. 禁忌证　①肝功能不全者。②糖尿病高渗性昏迷、酮症酸中毒、乳酸性酸中毒、严重心血管疾病、严重感染、接受大手术、应激状态等。③有心力衰竭、肺功能不全、休克、低氧血症等并发症时，用此类药物后易诱发乳酸性酸中毒。④肾功能不全患者［血肌酐水平男性 >132.6μmol/L（1.5mg/dl），女性 >123.8μmol/L（1.4mg/dl）或估计肾小球滤过率（eGFR）<45ml/（min·1.73m²）]。正在服用二甲双胍者，当 eGFR 在 45~59ml/（min·1.73m²）之间时不需停用，可以适当减量继续使用。⑤嗜酒者和孕妇。⑥消化道反应剧烈不能耐受者或原有慢性消化道疾病者。⑦造影检查如使用碘化对比剂时，应暂时停用二甲双胍。

7. 用药指导　①一般开始剂量为 250mg/ 次，2 次 /d；餐时或进餐后马上服用，可减轻胃肠道反应；每日最大量不宜超过 3g；与胰岛素合用，宜视病情适当减少胰岛素的用量。②每天服药的时间和间隔尽可能固定。③限制饮酒。

（三）α- 葡萄糖苷酶抑制剂

1. 代表药物　阿卡波糖（拜唐苹、卡博平）、伏格列波糖（倍欣、家能）、米格列醇（来平）。

2. 作用机制　α- 葡萄糖苷酶抑制剂通过抑制小肠黏膜分泌的 α- 葡萄糖苷酶来抑制小肠对淀粉、糊精和双糖的吸收，从而有效降低餐后血糖，适用于以碳水化合物为主要食物成分和餐后血糖升高的患者。

食物中的淀粉（多糖）经口腔唾液、胰淀粉酶消化成含少数葡萄糖分子的低聚糖（或称寡糖）、双糖及三糖，进入小肠后在 α- 葡萄糖苷酶作用下分解为单个葡萄糖，被小肠吸收。在生理的状态下，小肠上、中、下三段均存在 α- 葡萄糖苷酶，在服用 α- 葡萄糖苷酶抑制剂后上段可被抑制，而糖的吸收仅在中、下段，故吸收面积减少，吸收时间后延，从而对降低餐后高血糖有益，长期使用后亦可降低空腹血糖，估计与提高胰岛素敏感性有关。

3. 作用特点　①抑制小肠上皮细胞分泌的 α- 葡萄糖苷酶，4~6h 后酶活性恢复。②只延缓碳水化合物的吸收，而不抑制蛋白质和脂肪的吸收。③一般不导致营养吸收障碍。④几乎没有肝、肾副作用和蓄积作用。⑤主要降低餐后血糖。

4. 临床药效　①可显著降低糖耐量减低者发生糖尿病的危险。②可显著降低糖尿病患者发生大血管病变的危险。③可显著降低糖尿病患者发生心血管并发症和死亡的危险。④可降低餐后胰岛素水平，增加胰岛素的敏感性。

5. 适应证 ①通过饮食治疗和运动治疗控制不佳的 2 型糖尿病患者。②可用于糖耐量减低者的干预治疗。③单用双胍类、磺脲类或胰岛素血糖控制不佳的 2 型糖尿病患者。④ 1 型糖尿病患者,可配合胰岛素治疗。

6. 不良反应 ①胃肠道反应:腹胀、排气多等消化道症状最常见。出现上述症状无须停药,在继续使用后可缓解,一些患者减量后可缓解。②乏力、眩晕、头痛、皮肤瘙痒或皮疹等。③这类药物单独服用不会引起低血糖,与胰岛素、磺脲类药物或双胍类药物合用时可导致低血糖的发生。用 α- 糖苷酶抑制剂的患者如果出现低血糖,治疗需使用葡萄糖或蜂蜜纠正低血糖,食用蔗糖或淀粉类食物效果差。

7. 禁忌证 ①肠道炎症、慢性肠道疾病、部分肠梗阻或有肠梗阻倾向、结肠溃疡等,可因肠道充气而加重病情者。②有肝、肾功能损害者。③有严重造血系统功能障碍、恶性肿瘤者。④有感染发热者。⑤儿童、孕妇、哺乳期妇女。⑥过度嗜好烟酒者。⑦正在用泻药或止泻药者、服用助消化酶制剂者。

8. 用药指导 ①按医生的指导剂量在餐前与第一口饭同时嚼服。②与其他降糖药或胰岛素合用时,如发生低血糖、服用蔗糖或一般甜食无效,应静脉注射或口服葡萄糖。③从小剂量开始服药,每次进餐时服药,逐渐增加剂量,有助于减轻胃肠道反应。④不能作为 1 型糖尿病患者的主要治疗药。⑤ α- 糖苷酶抑制剂可与双胍类、磺脲类、噻唑烷二酮类或胰岛素联合使用。在我国 2 型糖尿病人群开展的临床研究结果显示,初诊的糖尿病患者每天服用 300mg 阿卡波糖的降糖疗效与每天服用 1 500mg 二甲双胍的疗效相当;在初诊的糖尿病患者中,阿卡波糖的降糖疗效与 DPP-4 抑制剂(维格列汀)相当;在二甲双胍治疗的基础上,加用阿卡波糖的降糖疗效与 DPP-4 抑制剂(沙格列汀)相当。

(四)噻唑烷二酮类

1. 代表药物

(1)罗格列酮:马来酸罗格列酮(文迪雅)、罗格列酮钠(太罗)、罗格列酮(爱能)。

(2)吡格列酮:盐酸吡格列酮(艾汀,卡司平)、盐酸吡格列酮(瑞彤)。

2. 作用机制 噻唑烷二酮类是一种胰岛素增敏剂,其作用于细胞核受体,调节细胞的基因表达,增加外周组织对胰岛素的敏感性,明显改善肝、脂肪细胞的胰岛素抵抗;同时可改善血管内皮细胞功能,提高纤溶系统活性,调节血脂、减少 C 反应蛋白的生成,从而保护心血管系统和肾脏功能。在我国 2 型糖尿病患者中开展的临床研究结果显示,噻唑烷二酮类可使 HbA1c 下降 0.7%~1.0%(去除安慰剂效应后)。

3. 作用特点 ①改善胰岛素抵抗。②起效慢,但降糖作用持久、稳定。

③改善血脂代谢。④与双胍类药物或胰岛素合用可进一步改善血糖控制。

4. 适应证 ①通过饮食治疗和运动治疗控制不佳的 2 型糖尿病,尤以胰岛素抵抗为主的患者。②单用胰岛素、双胍类或磺脲类药物控制不佳的 2 型糖尿病患者。

5. 不良反应 ①肝功能损害、水肿、体重增加、轻中度贫血。与胰岛素联合使用时这些不良反应表现得更加明显。②噻唑烷二酮类单独使用时不导致低血糖,但与胰岛素或胰岛素促泌剂联合使用时可增加低血糖发生的风险。③噻唑烷二酮类的使用与骨折、心力衰竭风险增加相关。

6. 禁忌证 ①无胰岛素存在时,不具备降糖作用(不增加胰岛素生成),不宜用于 1 型糖尿病或糖尿病酮症酸中毒患者。②有心力衰竭(纽约心脏学会心功能分级 Ⅱ 级以上)、活动性肝病或转氨酶升高超过正常上限 2.5 倍、严重骨质疏松和有骨折病史的患者应禁用本类药物。③孕妇及哺乳期妇女不宜使用此类药物。

7. 用药指导 ①口服,服药与进食无关,1 次 /d。②这类药物的疗效要在开始服药后 1~3 个月才能体现出来。③使用时严密观察肝功能,一旦发现转氨酶升高,应立即停药。④育龄期妇女注意避孕。

(五)DPP-4 抑制剂

1. 代表药物 西格列汀(捷诺维)、沙格列汀(安立泽)、维格列汀(佳维乐)。

2. 作用机制 DPP-4 抑制剂通过减少体内 GLP-1 的分解、增加 GLP-1 浓度来促进胰岛细胞分泌胰岛素。进餐后 GLP-1 在肠道即时分泌,进而刺激胰腺产生葡萄糖依赖性胰岛素分泌,同时抑制胰高血糖素分泌,延迟胃排空。在生理状态下,DPP-4 可快速降解 GLP-1 和 GIP,使二者失去活性,服用 DPP-4 抑制剂可使内源性 GLP-1 水平升高,从而有效降低 HbA1c 和餐后血糖,且不影响体重,无明显的低血糖风险。在我国 2 型糖尿病患者中进行的临床研究结果显示,DPP-4 抑制剂可降低 HbA1c 0.4%~0.9%(减去安慰剂效应后)。在二甲双胍联用西格列汀的基础上加用格列美脲、格列奇特缓释片、瑞格列奈或阿卡波糖,可以进一步降低 HbA1c。

3. 作用特点 ①有效降低 HbA1c、空腹血糖和餐后血糖。②单独使用 DPP-4 抑制剂不增加低血糖发生的风险。③长期使用可保护、改善胰岛 β 细胞功能。④可纠正胰岛 α 细胞功能异常引起的胰高血糖素不适当分泌。⑤ DPP-4 抑制剂对体重的作用为中性或轻度增加。⑥西格列汀、沙格列汀、阿格列汀不增加心血管病变发生的风险。在 2 型糖尿病患者使用沙格列汀的心血管结果评估研究中,具有心血管疾病高风险的患者用沙格列汀治疗与因心力衰竭而住院的风险增加相关。

4. 适应证　①通过饮食治疗和运动治疗控制不佳的 2 型糖尿病患者。②对于老年 2 型糖尿病患者有较好的耐受性和安全性。

5. 不良反应　使用 DPP-4 抑制剂可能发生超敏反应（过敏、荨麻疹、皮肤血管炎、血管性水肿、皮疹及剥脱性皮肤损害）、上呼吸道感染、鼻咽炎、胰腺炎，还可使转氨酶升高。

6. 禁忌证　①不可用于 1 型糖尿病患者。②不能用于治疗糖尿病酮症酸中毒。③中重度肾功能不全者慎用。

7. 用药指导　口服，服药与进食无关，1 次 /d。

（六）GLP-1 受体激动剂

1. 代表药物　艾塞那肽（百泌达）、利拉鲁肽（诺和力）、利司那肽和贝那鲁肽。

2. 作用机制　GLP-1 是回肠内分泌细胞分泌的一种肠促胰素，GLP-1 可抑制胃排空，减少肠蠕动，有助于控制摄食，减轻体重。肠促胰素以葡萄糖浓度依赖性方式促进胰岛 β 细胞分泌胰岛素，并减少胰岛 α 细胞分泌胰高血糖素，从而降低血糖。正常人在进餐后，肠促胰素开始分泌，进而促进胰岛素分泌，此现象被称为"肠促胰素效应"。但对于 2 型糖尿病患者，其"肠促胰素效应"受损，主要表现为进餐后 GLP-1 浓度升高幅度较正常人减小，但其促进胰岛素分泌的作用并无明显受损，因此 GLP-1 可以作为 2 型糖尿病治疗的一个重要靶点。正常情况下，体内天然的 GLP-1 在肠道内很容易被 DPP-4 酶分解，而利拉鲁肽作为 GLP-1 类似物却不会被 DPP-4 酶分解，又有着与 GLP-1 同样的生物活性，因此能够有效地发挥其作用。而艾塞那肽是 GLP-1 受体激动剂，其氨基酸序列与人 GLP-1 部分重叠，可以结合并活化人体已知的 GLP-1 受体，在葡萄糖浓度升高的情况下，艾塞那肽可促进胰岛素从 β 细胞中释放，从而调节血糖。

3. 作用特点　①有效保护胰岛 β 细胞，恢复 β 细胞功能，增加其最大分泌能力，并改善其第一时相分泌，有效控制餐后血糖。②同时作用于胰岛 α 细胞，抑制胰高血糖素的分泌。③可降低食欲，抑制胃排空，减少肠蠕动，从而减轻体重。④改善心血管危险因素。研究报道，利拉鲁肽、利司那肽和艾塞那肽在伴有心血管病史或心血管危险因素的 2 型糖尿病患者中应用，具有有益的作用及安全性。⑤单独使用 GLP-1 受体激动剂不会明显增加低血糖发生的风险。GLP-1 受体激动剂可以单独使用或与其他降糖药联合使用。多项临床研究结果显示，在一种口服降糖药（二甲双胍、磺脲类）治疗失效后加用 GLP-1 受体激动剂有效。

4. 适应证　①主要适用于肥胖的 2 型糖尿病患者。②单用双胍类、磺脲类及双胍类联合磺脲类血糖控制不佳时，也可使用。

5. 不良反应　GLP-1 受体激动剂最常见的副作用为胃肠道反应,主要表现为具有剂量依赖性的轻度到中度的恶心、腹胀、腹痛、嗳气、便秘、胃肠胀气。大多数治疗开始时出现恶心的患者,症状发生频度和严重程度会随着治疗时间的延长而有所减轻。

6. 禁忌证　①不适用于 1 型糖尿病患者及酮症酸中毒患者。②重度肾功能不全、透析者不宜使用。

7. 用药指导

(1)艾塞那肽(百泌达):艾塞那肽分两种剂型注射笔,分别为单次注射剂量 5μg 和单次注射剂量 10μg。每天注射 2 次,分别于早、晚餐前 1h 注射。5μg 剂型连续使用 1 个月后改用 10μg 剂型。注射方法及注射部位类似于胰岛素注射。

(2)利拉鲁肽(诺和力):只有一种注射笔,可调节剂量为 0.6mg、1.2mg 和 1.8mg。初始剂量为每天注射 0.6mg,至少 1 周后,可将剂量调节至 1.2mg,为进一步改善临床效果,在至少 1 周后增加剂量至 1.8mg。推荐日剂量不超过 1.8mg。利拉鲁肽每天只需注射 1 次,且注射时间不受进餐影响,建议每天固定在方便时间注射,以睡前或晨起为宜。

(3)储存方法:使用前,原包装盒中避光于 2~8℃冷藏保存。开始使用后,在不高于 25℃的室温条件下可保存 30d。不可冷冻,冷冻后及时复温也不可再使用。注射笔从首次使用至 30d 内有效,30d 后即使注射笔内尚余药液,也应丢弃。

第九章 胰岛素治疗

胰岛素是由胰岛 β 细胞受到内源或外源性物质刺激后分泌的一种蛋白质激素,是机体唯一直接降低血糖的激素,由 A、B 两条多肽链构成,共含 51 个氨基酸残基。在正常的生理情况下,人体的胰岛素分泌分为两种状态:一种是基础状态胰岛素分泌,大概 1U/h,每日共 24U;另外一种是餐后胰岛素分泌,也就是葡萄糖负荷后胰岛素分泌。餐后胰岛素分泌有两个时相,第一时相(快速分泌期)在 β 细胞受到葡萄糖刺激后 1min 开始,3~5min 时达到峰值,持续 5~10min,主要为 β 细胞将存储的胰岛素快速释放。第二时相(延迟分泌期)是指快速分泌期后出现的缓慢且持久的分泌峰,在 β 细胞受到葡萄糖刺激后 30min 出现峰值,此时分泌的胰岛素是 β 细胞重新合成的胰岛素。

一、胰岛素的分类

1. **按来源和化学结构的不同分类**,胰岛素可分为动物胰岛素、人胰岛素和胰岛素类似物 3 类。

(1)动物胰岛素:用来治疗糖尿病的胰岛素最初是从猪或牛的胰腺中提取出来,通过分离、提取、结晶、纯化等工序生产而成。由于动物胰岛素的分子结构与人体自身胰岛素有一定差异,因此发生免疫反应的情况比较多。其优点是来源广泛,价格便宜。

(2)人胰岛素:是利用基因重组技术将人胰岛素的合成基因移植到细菌的基因上,经过培养、提取、纯化而生产出来的,可以提纯到 99.9% 的纯度。人胰岛素与体内分泌的胰岛素有相同的结构和功能,并且纯度高、杂质少,不易引起过敏反应和胰岛素抗原抗体反应。较动物胰岛素而言,其效价高、皮下注射吸收速度快、作用时间略短。其缺点是不能模拟生理性胰岛素分泌;需餐前 30min 注射,不方便;吸收慢、起效慢,不能很好地控制餐后血糖。

(3)胰岛素类似物:是通过基因工程技术,对人胰岛素的肽链进行修饰而成,它的起效时间、作用峰值、作用持续时间更接近自身分泌的生理性胰岛素。临床试验表明,胰岛素类似物在降糖效果和减少低血糖发生的危险性方面优于人胰岛素。因此胰岛素类似物能更好、更安全、更方便地控制血糖。胰岛素类似物包括速效胰岛素类似物、预混胰岛素类似物和长效胰岛素类似物。速效胰岛素类似物起效快、作用持续时间短,能够紧邻餐前注射,显著减少了低血糖的发生率,使用更加灵活便捷,如诺和锐、优泌乐。预混胰岛素类似物具有起效快、吸收快、注射时间方便灵活、低血糖发生率低等优点,如诺和锐 30、优泌乐 25、优泌乐 50。长效胰岛素类似物作用时间更长、更平稳,只需每日注射 1 次就可实现 24h 平稳降低空腹血糖,减少体重增加,如地特胰岛素注射液(诺和平)、重组甘精胰岛素注射液(长秀霖)。

2. 按作用时间的不同,胰岛素可分为超短效胰岛素类似物、短效人胰岛素、中效人胰岛素、长效胰岛素及长效胰岛素类似物和预混胰岛素 5 类。

(1)超短效胰岛素类似物(速效胰岛素类似物):包括门冬胰岛素(如诺和锐)和赖脯胰岛素(如优泌乐),它们是目前作用最快的胰岛素。速效胰岛素为澄清液体,注射后 10~15min 就可以起效,作用高峰通常在 2h 内消退。速效胰岛类似物既可以与中长效胰岛素联合,又可以装进胰岛素泵进行皮下持续输注。糖尿病患者可以在正餐或加餐时注射速效胰岛素,一些 1 型糖尿病患者在发现血糖高时还可以补充注射。这种胰岛素最大的优点是患者可以在进餐前注射,也可以在进餐过程中或进餐后马上注射,这给患者带来极大的便利。此外,由于这种胰岛素作用消退的速度相对较快,这就意味着患者不必再为了避免低血糖而在两餐之间补充零食。

(2)短效人胰岛素:又称为普通胰岛素或常规胰岛素,为澄清液体,是利用基因重组技术人工合成的胰岛素,它与人体自身生成的胰岛素分子结构完全相同。这种胰岛素会在注射后 30min 内起效,药效大约可以持续 6h,因此必须在餐前约 30min 注射,以使胰岛素的峰值与餐后血糖高峰相吻合,达到较好的降糖效果。

(3)中效人胰岛素:中效人胰岛素为胰岛素混悬液,因此从外观上看是混浊的,最常用的中效胰岛素是低精蛋白锌胰岛素(NPH)。中效胰岛素在注射后 6~7h 达到作用高峰,作用时间可以持续 18~24h。

(4)长效胰岛素及长效胰岛素类似物:长效胰岛素是澄清液体,其用途与中效胰岛素类似,只是作用时间更长,通常在注射后 10h 达到作用高峰,作用可以持续 24h 或更久。长效人胰岛素不允许与其他胰岛素制成预混制剂,一般的用法是每天皮下注射 1 次,或联合使用降糖药及餐时胰岛素。由于这种胰岛素的作用高峰和持续时间较长,引起低血糖的风险更高,近年来已经逐渐被中效人胰岛素或长效胰岛素类似物所取代。长效胰岛素类似物也是澄清液体,它的作用可以持续 24h,而且没有作用高峰,从而减少了低血糖的发生风险。长效胰岛素类似物(如甘精胰岛素)每天只需注射 1 次,任何时间都可以注射,但必须保证每天都在同一个时间注射。2 型糖尿病患者常常将它与口服降糖药联合使用,而对于 1 型糖尿病患者,最常用的方法是每天注射 1 次甘精胰岛素同时餐前注射短效(或速效)胰岛素。

（5）预混胰岛素：包括预混人胰岛素和预混胰岛素类似物,预混人胰岛素是由短效胰岛素和中效胰岛素按照一定的比例制成的预混制剂,如诺和灵30R含有30%的短效胰岛素和70%的中效胰岛素,数字"30"表示短效胰岛素所占的百分数。同样的原理,预混胰岛素类似物是由速效胰岛素类似物和中效胰岛素按照一定比例制成的预混制剂,如诺和锐30含有30%的门冬胰岛素和70%的中效胰岛素。预混胰岛素的注射时间与其含的成分有关,如含短效胰岛素则起效时间与短效胰岛素相同,餐前30min注射,如果所含为速效胰岛素类似物,则应紧邻餐前注射或进餐后立即注射,预混胰岛素一般每天注射2次即可,即早餐前和晚餐前。

其中速效胰岛素类似物和短效人胰岛素又称餐时胰岛素,用以控制餐后血糖。中效胰岛素和长效胰岛素又称基础胰岛素,用以控制空腹和餐前血糖。

胰岛素的分类及作用特点见表9-1。

表9-1　常用胰岛素分类及其作用特点

作用类型	种类	商品名	来源	外观	起效时间	达峰值时间	持续时间
速效	速效胰岛素类似物（门冬胰岛素）	诺和锐	生物技术	清亮	10~15min	1~2h	4~6h
	速效胰岛素类似物（赖脯胰岛素）	优泌乐	生物技术	清亮	10~15min	1~1.5h	4~5h
短效	短效胰岛素	普通胰岛素（RI）	猪、牛	清亮	30min	3h	6h
	短效胰岛素	诺和灵R	生物技术	清亮	30min	1~3h	8h
	短效胰岛素	优泌林R	生物技术	清亮	30min	2~4h	6~8h
中效	低精蛋白锌胰岛素	国产NPH	人	混悬	2~4h	6~12h	18~24h
	低精蛋白锌胰岛素	诺和灵N	人	混悬	1.5h	4~12h	24h
	低精蛋白锌胰岛素	优泌林N	人	混悬	1~2h	8~10h	18~24h

续表

作用类型	种类	商品名	来源	外观	起效时间	达峰值时间	持续时间
长效	鱼精蛋白锌胰岛素	PZI	猪、牛	混悬	3~4h	8~10h	长达20h
	长效胰岛素类似物（甘精胰岛素）	来得时	生物技术	清亮	2~3h	无峰	长达30h
预混	预混人胰岛素	诺和灵30R	人	混悬	30min	2~8h	24h
	预混人胰岛素	诺和灵50R	人	混悬	30min	2~3h	10~24h
	预混人胰岛素	优泌林70/30	人	混悬	30min	2~12h	18~24h
	预混胰岛素类似物（预混门冬胰岛素30）	诺和锐30	生物技术	混悬	10~20min	1~4h	14~24h
	预混胰岛素类似物（预混赖脯胰岛素25、50）	优泌乐25、优泌乐50	生物技术	混悬	15min	1.5~3h	16~24h

二、胰岛素治疗的适应证

1. 1 型糖尿病（胰岛素依赖性糖尿病）患者 由于自身胰岛 β 细胞功能受损,胰岛素分泌绝对不足,一般小于正常人的 10%,必须依赖外源性胰岛素治疗来维持生命和生活,并降低糖尿病并发症的发生风险。1 型糖尿病患者在发病时就需要使用胰岛素治疗,而且需终身使用胰岛素替代治疗。

2. 2 型糖尿病患者 虽然不需要胰岛素来维持生命,但当口服降糖药效果不佳或存在口服药使用禁忌时,仍需使用胰岛素,以控制高血糖,并减少糖尿病并发症的发生危险。2 型糖尿病患者在生活方式和口服降糖药联合治疗的基础上,若血糖仍未达到控制目标,应尽早（3 个月）开始口服降糖药和开始胰岛素的联合治疗。新发病 2 型糖尿病患者如有明显的高血糖症状、发生酮症或酮症酸中毒,可首选胰岛素治疗。待血糖得到良好控制和症状得到显著缓解后再根据病情确定后续的治疗方案。

3. 新诊断糖尿病患者分型困难,与1型糖尿病难以鉴别时,可首选胰岛素治疗。待血糖得到良好控制、症状得到显著缓解、确定分型后再根据分型和具体病情制订后续的治疗方案。

4. 在糖尿病病程中(包括新诊断的2型糖尿病),出现无明显诱因的体重显著下降时,应该尽早使用胰岛素治疗。

5. 糖尿病急性并发症　如发生了糖尿病酮症酸中毒或非酮症性高渗性昏迷、乳酸性酸中毒,必须依赖胰岛素治疗。

6. 2型糖尿病在严重的感染、创伤、手术、高热、心肌梗死、脑血管意外等应激状态下,需用胰岛素治疗。

7. 有严重的慢性并发症,如糖尿病肾病、糖尿病周围神经病变、视网膜病变、心脏病变等,以及有严重的皮肤病变和肝硬化、肝炎时,宜用胰岛素治疗。

8. 2型糖尿病合并肺结核、肿瘤等消耗性疾病,消瘦明显时宜用胰岛素治疗。

9. 妊娠糖尿病和糖尿病患者妊娠期为防止代谢紊乱,保证胎儿的健康,需用胰岛素治疗。

10. 继发性糖尿病和特异性糖尿病,如迟发型自身免疫型糖尿病。

三、胰岛素治疗原则和治疗方案

(一)治疗原则

胰岛素治疗首先要遵循“治疗达标”的原则,要尽可能模拟生理性胰岛素分泌模式,达到和维持个体要求的血糖目标;2型糖尿病的治疗方案应简单易行,避免传统方案的复杂性;正确掌握胰岛素治疗的时机,2型糖尿病患者的胰岛素起始治疗可以采用每日注射1~2次胰岛素;通过选择适当的胰岛素制剂和方案,最大限度地避免低血糖的发生;要让患者在糖尿病管理团队中发挥重要作用;制订有效的胰岛素调整剂量的方案。

总之,使用胰岛素时,既要控制好空腹血糖和餐后血糖,还要避免低血糖,减少血糖的波动。胰岛素治疗的方案要模拟人体生理性胰岛素分泌的模式,包括基础胰岛素和餐时胰岛素两部分。

(二)治疗方案

一般来说,胰岛素的治疗方案包括基础胰岛素方案、预混胰岛素方案、胰岛素强化治疗方案3种。

1. 基础胰岛素方案　基础胰岛素(中效人胰岛素或长效胰岛素)很好地模拟了生理基础胰岛素分泌。其方案具体为:每日固定时间(一般为睡前)注射1次中效人胰岛素或长效胰岛素,当仅使用基础胰岛素治疗时,保留原有各种口服降糖药,不必停用胰岛素促泌剂。适用于经生活方式干预和口服降糖药联合治疗而血糖仍然未达到控制目标（HbA1c>7%）的 2 型糖尿病患者。起始剂量为 0.1~0.3U/（kg·d）。根据患者空腹血糖水平调整胰岛素用量，通常 3~5d 调整 1 次，根据血糖水平每次调整 1~4U 直至空腹血糖达标。如 3 个月后空腹血糖控制理想但 HbA1c 不达标，应考虑调整胰岛素治疗方案。

优点：①每天只需要注射 1 次，操作简单，易被患者接受；②严重低血糖的发生率较低，尤其是使用长效胰岛素类似物者；③剂量的调整相对简单，只需根据空腹血糖来调整；④体重增加的概率较低。

缺点：无法有效控制餐后高血糖。

2. 预混胰岛素方案 预混胰岛素可同时提供基础和餐时胰岛素，根据患者的血糖水平，可选择 1~2 次 /d 的注射方案。当 HbA1c 比较高时，使用 2 次 /d 注射方案，即早餐前和晚餐前注射。该方案适用于经生活方式干预和口服降糖药治疗而血糖控制仍不达标（HbA1c>7%）的 2 型糖尿病患者。

（1）1 次 /d 预混胰岛素：起始的胰岛素剂量一般为 0.2U/（kg·d），晚餐前注射。根据患者空腹血糖水平调整胰岛素用量，通常 3~5d 调整 1 次，根据血糖水平每次调整 1~4U 直至空腹血糖达标。

（2）2 次 /d 预混胰岛素：起始的胰岛素剂量一般为 0.2~0.4U/（kg·d），按 1：1 的比例分配到早餐前和晚餐前。根据空腹血糖和晚餐前血糖分别调整早餐前和晚餐前的胰岛素用量，3~5d 调整 1 次，根据血糖水平每次调整的剂量为 1~4U，直到血糖达标。

（3）1 型糖尿病在"蜜月期"阶段，可短期注射预混胰岛素 2~3 次 /d。预混胰岛素不宜用于 1 型糖尿病的长期血糖控制。

优点：①注射次数较少患者易接受，剂量的调节也相对比较简单；②比 1 次 /d 的基础方案更能有效地控制餐后高血糖。

缺点：每天注射 2 次，不能提供生理性的胰岛素分泌模式。

3. 胰岛素强化治疗方案 对于 HbA1c ≥ 9.0% 或空腹血糖 ≥ 11.1mmol/L 同时伴明显高血糖症状的新诊断 2 型糖尿病患者可考虑实施短期（2 周 ~3 个月）胰岛素强化治疗。治疗目标为空腹血糖 4.4~7.0mmol/L，非空腹血糖 <10.0mmol/L，可暂时不以 HbA1c 达标作为治疗目标。胰岛素强化治疗时应同时对患者进行医学营养及运动治疗，并加强对糖尿病患者的教育。胰岛素强化治疗方案包括基础 – 餐食胰岛素治疗方案（多次皮下注射胰岛素或使用胰岛素泵）或预混胰岛素每天注射 2 次或 3 次的方案。胰岛素的多次注射可以采用 2~4 次 /d 或持续皮下胰岛素输注（continuous subcutaneous insulin infusion，CSII）方法。该方案适用于绝大多数的 1 型糖尿病患者、妊娠糖尿病患者、出现严重糖代谢紊乱或基础和预混方案不能有效控制血糖的 2 型糖尿病患者。

（1）多次皮下胰岛素注射方案：在胰岛素起始治疗的基础上，经过充分的剂量调整，如患者的血糖水平仍未达标或出现反复的低血糖，需进一步优化治疗方案。可以采用基础 + 餐时胰岛素（2~4 次 /d）方案或 2~3 次 /d 预混胰岛素类似物方案进行胰岛素强化治疗。

1）基础 + 餐时胰岛素方案：即每日三餐前注射短效胰岛素或速效胰岛素类似物，睡前注射中效或长效胰岛素。根据三餐前和睡前血糖分别调整三餐前和睡前胰岛素剂量，3~5d 调整 1 次，每次调整剂量为 1~4U，直至血糖达标。开始使用基础 + 餐时胰岛素方案时，可在基础胰岛素的基础上采用仅在一餐前（如主餐）加用餐时胰岛素的方案。之后根据血糖的控制情况决定是否在其他餐前加用餐时胰岛素。

2）2~3 次 /d 预混胰岛素类似物方案（预混人胰岛素 2 次 /d，预混胰岛素类似物 2~3 次 /d）：这是简单的强化治疗方案，三餐前注射预混胰岛素类似物，根据睡前和三餐前血糖水平进行胰岛素剂量调整，3~5d 调整 1 次，直到血糖达标。

优点：①模拟生理性胰岛素分泌模式，同时降低餐后血糖和空腹血糖，使血糖控制更为理想；②低血糖的发生率降低。

缺点：①每日需注射胰岛素 3~4 次，较复杂；②血糖监测频次较多，每周至少 3d，每天进行 3 个点（早晨空腹、早餐后 2h 及晚餐后 2 小时）或 4 个点（早晨空腹、三餐后 2h）的血糖监测；③治疗方案较复杂，患者不易自行调整胰岛素剂量。

研究证明，对 2 型糖尿病患者采用基础 + 餐时胰岛素（4 次 /d）与 3 次 /d 预混胰岛素类似物进行治疗时，降低 HbA1c 的效能、低血糖发生率、胰岛素总剂量和对体重的影响在两组间无明显差别。

（2）胰岛素泵：是进行持续皮下胰岛素输注的一种装置，其通过胰岛素泵管将胰岛素持续地输注到皮下组织。胰岛素泵使用的适应证和禁忌证见本书第十六章。

优点：①更接近生理性的胰岛素分泌模式；②在控制血糖和安全方面均优于多次皮下胰岛素注射方案。

缺点：①费用昂贵；②胰岛素泵内只能使用短效胰岛素和速效胰岛素类似物；③每日需多次监测血糖，血糖监测方案需每周至少 3d，每天进行 5 个点（空腹、早餐后 2h、午餐后 2h、晚餐后 2h 和睡前）或 7 个点（三餐前、三餐后 2h 及睡前）的血糖监测。

总之，胰岛素治疗剂量个体差异大，正确分析患者的病情、血糖水平及熟悉各种胰岛素的特性是实施胰岛素治疗所必需的。对于短期胰岛素强化治疗未能诱导缓解的患者，是否继续使用胰岛素治疗或改用其他药物治疗，应由糖尿病专科医师根据患者的具体情况来确定。对治疗达标且临床缓解者,可定期(如 3 个月)随访监测;当血糖再次升高,即空腹血糖 ≥ 7.0mmol/L 或餐后 2h 血糖 ≥ 10.0mmol/L 的患者,应重新开始药物治疗。

四、胰岛素治疗的副作用

1. 低血糖 对于糖尿病患者而言,当血糖值 ≤ 3.9mmol/L,就是低血糖。而患者的血糖值与摄入的食物种类和分量、运动的类型和时间及胰岛素使用剂量等多方面密切相关。为了避免胰岛素用量相对过大而出现低血糖,在使用胰岛素的过程中,必须从小剂量开始,并密切监测血糖,逐渐调整胰岛素的剂量。

2. 体重增加 在开始使用胰岛素时,体重通常会增加,但因人而异。主要原因是通过使用胰岛素控制高血糖之后,过多的葡萄糖不会从尿液中排出,而是转变成糖原或脂肪贮存起来。也有部分患者担心发生低血糖,因此选择多吃一些食物来预防,所以体重会增加。

3. 水肿 一般见于首次使用胰岛素的患者,特别是剂量偏大者,主要原因是在糖尿病未控制前常有失水失钠,细胞中葡萄糖减少,当血糖控制后可发生水钠潴留而致水肿,一般无需特殊处理。

4. 过敏 少数患者会发生过敏现象,可分为局部过敏反应和全身过敏反应,与胰岛素的纯度和制剂种类、所添加的化学成分、生产公司有关。在某些情况下,局部过敏反应可自行缓解,若治疗效果不佳,可更换胰岛素种类或生产厂家。

5. 视力模糊 由于在胰岛素治疗的过程中血糖迅速下降,影响晶状体和玻璃体内渗透压,使晶状体内水分溢出而屈光率下降,从而出现远视。该类视力模糊,一般为暂时性变化,无需特殊处理。

6. 注射部位脂肪萎缩 这是使用未纯化动物胰岛素后所造成的免疫反应,使胰岛素 – 免疫球蛋白复合体在皮下沉积,皮下脂肪在注射部位消失,造成皮肤的凹陷。经常更换注射部位或使用纯度高的胰岛素可减低其发生率。

7. 皮下脂肪增生 注射胰岛素时由于在同一个部位反复注射或反复使用针头,使注射部位脂肪组织过度增生。如果在脂肪增生的部位继续注射胰岛素,会使胰岛素的吸收速度减慢而导致血糖控制不理想。选择纯度高的胰岛素、轮换注射部位、勿重复使用针头、规范注射方法可有效避免注射部位脂肪增生。

五、患者对胰岛素治疗的常见误区

1. 使用胰岛素上瘾 这个问题源自于患者对胰岛素认识的误区,因为胰岛素是一种自身分泌的蛋白质类激素,用以维持人体正常的血糖水平,也是人体内唯一一种降低血糖的物质。事实上,每个人都离不开胰岛素,胰岛素帮助人体把血中的葡萄糖转运到身体的细胞内提供能量,若没有胰岛素,机体就无法完成新陈代谢,生命就无法维持。糖尿病发展到一定程度,患者自身分泌的胰岛素不足以将血糖控制在正常范围内,导致血糖升高,造成高血糖毒性,若这时补充胰岛素治疗,可以帮助机体降低血糖,解除糖毒性,改善病情,预防并发症的发生。使用胰岛素就是通过外源给人补充机体生理上分泌不足或利用障碍的胰岛素,不存在成瘾的问题。

2. 注射胰岛素的费用比吃口服药高 调研显示,中国糖尿病患者大约80% 的费用用在并发症的治疗上,许多患者应该使用胰岛素治疗时未使用胰岛素,导致血糖控制不佳,并发症提早发生或加重,造成整体的治疗费用成倍增加。应该使用胰岛素治疗的患者应尽早合理使用胰岛素治疗。实践证明,注射胰岛素的日治疗费用并不比口服药贵,甚至有时更便宜。

3. 使用胰岛素更易发生低血糖 临床上导致低血糖发生的常见因素有药物用法不当、未按时进餐或进餐过少、运动量增加、空腹大量饮酒等,胰岛素是最有效的降糖药,如果应用不当可能会诱发低血糖,但只要在治疗的过程中配合好饮食、运动和监测,就可有效预防低血糖的发生。

第十章 血 糖 监 测

血糖监测是糖尿病综合治疗的重要组成部分,是将血糖安全地控制在目标范围的重要手段之一。实施血糖监测不仅可以评估和反映糖尿病患者糖代谢紊乱的程度和治疗效果,也可以为治疗方案的制订和调整提供依据。

一、血糖监测的形式及意义

血糖监测的形式有多种,如利用便携式快速血糖仪进行床旁血糖监测(point of care testing, POCT)、患者自我血糖监测(self-monitoring of blood glucose, SMBG)、糖化血红蛋白(HbA1c)监测、连续监测 3d 血糖的动态血糖监测(continuous blood glucose monitoring, CGM)等,这些均是反映糖代谢异常程度的有效指标。

1. POCT 和 SMBG 二者反映的是患者实时血糖水平,是临床上血糖监测的基本形式、血糖管理的基础,也是最常用的血糖监测方法。就这两种方法而言,指尖毛细血管监测是最理想的方法。POCT 和 SMBG 均包括血糖监测、血糖值记录、血糖回顾和治疗方案调整 4 个方面的含义。血糖监测和记录是分析血糖变化原因和调整血糖控制策略的依据,只有随时回顾血糖变化才能及时调整治疗方案,才能为良好的血糖管理打下基础。

(1)POCT:由临床医护人员对住院患者进行的血糖监测,以了解患者血糖的水平,方便医生为患者制订和调整治疗方案。

(2)SMBG:①SMBG 是患者自我管理中的一部分,是由患者及其家属在日常生活中对患者进行的血糖监测,以评估全天的血糖变化及降糖药、生活事件(用餐、运动、情绪等)对血糖的影响,有助于医生为患者制订个体化治疗方案和及时调整治疗方案,同时患者也能更好地对自己的生活方式进行干预,提高治疗的有效性和安全性;②SMBG 是达到理想血糖控制的有效手段,可以帮助患者更好地了解自己的血糖情况,了解药物治疗及生活干预对血糖的影响和变化,提高患者自我管理的积极性及治疗的依从性,从而促进血糖达标;SMBG 还能发现不被患者感知的低血糖,从而及早采取措施,预防低血糖的发生。SMBG 对糖尿病相关并发症的发生和发展具有预防作用,可提高患者的生活质量,建议所有糖尿病患者均需进行 SMBG。

2. HbA1c HbA1c 反映的是患者过去 2~3 个月的平均血糖水平,是反映长期血糖控制情况的"金标准"。但由于其不能反映实时血糖变化，不能精确反映血糖波动的特征及低血糖发生的风险，因此不能及时地用来调整治疗方案，也不能代替 POCT 和 SMBG，这是 HbA1c 监测的局限性。标准的 HbA1c 检测方法的正常参考值为 4%~6%，针对的是大多数非妊娠成年 2 型糖尿病患者；合理的 HbA1c 控制目标为 <7%，更严格的 HbA1c 控制目标（如 <6.5%，甚至尽可能接近正常）适合于病程较短、预期寿命较长、无并发症、未合并心血管疾病的 2 型糖尿病患者，其前提是无低血糖或其他不良反应；相对宽松的 HbA1c 目标（如 <8.0%）更适合于有严重低血糖史、预期寿命较短、有显著的微血管或大血管并发症。在治疗之初建议每 3 个月检测 1 次，一旦达到治疗目标，可每 6 个月检查 1 次。对于患有贫血和血红蛋白异常疾病的患者，HbA1c 的检测结果是不可靠的。HbA1c 的监测方法和注意事项具体见本书第十六章。

3. CGM　这是一种通过葡萄糖感应器监测皮下组织间液的葡萄糖浓度而间接反映血糖水平的监测技术，可提供连续、全面、可靠的全天血糖信息。CGM 有助于了解数天血糖变化的趋势；发现不易被传统的监测方法所监测到的高血糖、夜间低血糖、无症状低血糖、黎明现象（dawn phenomenon）、苏木杰现象（somogyi phenomenon）等；为制订个体化的治疗方案提供依据；提高患者的治疗依从性；可作为一种用于糖尿病教育的可视化手段。CGM 的适应证如下。

（1）1 型糖尿病。

（2）需要胰岛素强化治疗的 2 型糖尿病患者。

（3）在 SMBG 指导下使用降糖治疗的 2 型糖尿病患者，仍出现下列情况之一：①无法解释的严重低血糖或反复低血糖，以及无症状性低血糖、夜间低血糖；②无法解释的高血糖，特别是空腹高血糖；③血糖波动大；④出于对低血糖的恐惧，刻意保持高血糖状态的患者。

（4）妊娠糖尿病或糖尿病合并妊娠者。

（5）患者教育。

在合适的情况下，回顾性 CGM 还可用于评估临床研究结果。实时 CGM 系统的适应证：HbA1c<7% 的儿童和青少年 1 型糖尿病患者；HbA1c ≥ 7% 的儿童和青少年 1 型糖尿病患者中，有能力每日使用和操作仪器者；有能力接近每日使用的成人 1 型糖尿病患者；非重症监护室使用胰岛素治疗的住院 2 型糖尿病患者；围术期 2 型糖尿病患者等。

CGM 的监测技术具体见本书第十六章。

在这里要明确两个概念，黎明现象是指糖尿病患者在黎明时出现的高血糖，是由于胰岛素分泌不足，不足以抵抗清晨时各种升糖激素（如糖皮质激素、肾上腺激素、生长激素）的升糖作用，而导致黎明时血糖逐渐升高。苏木杰现象是指糖尿病患者夜间发生低血糖，清晨高血糖，其实质是一种反应性高血糖现象，是由于夜间发生的低血糖诱使升糖激素分泌而导致的清晨高血糖。

血糖水平表示法有两种单位：一种是毫克/分升（mg/dl），另一种为毫摩尔/升（mmol/L），其中后者是最常用的。两者之间的换算公式：mg/dl ÷ 18=mmol/L; mmol/L × 18=mg/dl。

二、血糖监测的对象

血糖监测适用于所有的糖尿病患者，尤其是注射胰岛素、妊娠糖尿病患者，经常发生低血糖但自身反应不敏感的患者更需要增加血糖监测频率。有研究表明，使用胰岛素的患者，每日血糖监测增加 1 次，HbA1c 降低 0.26%；坚持自我血糖监测的患者，微血管和大血管事件及死亡率均显著降低。

三、血糖监测的方法

糖尿病患者都存在不同程度的胰岛素缺乏或胰岛素抵抗，使血糖的有效控制变得十分困难。患者不能只监测同一时间点的血糖，这样不能反映其他时间段的血糖水平，有些患者空腹血糖控制很好就以为自己的血糖已经控制达标，但是检测发现 HbA1c 水平却很高，所以应该每日多次监测血糖，这样能够反映一天整体血糖控制的情况。根据患者治疗方案和血糖控制状况的不同，为患者制订不同的血糖自我监测模式和频率，不仅可以提供足够、有效的血糖波动信息，帮助患者更有效地控制血糖，也可减轻患者的经济负担和心理负担。因此，血糖监测的频率和时间点是由患者的糖尿病治疗方案和血糖是否达标等多因素共同决定的。下面将主要介绍 POCT 和 SMBG 的监测模式和方法。

（一）血糖监测的时间点及其意义

目前血糖监测常用的几个时间点：空腹、餐前、餐后 2h、睡前、夜间。

1. 空腹血糖　是指在至少有 8~10h 没有进食（可饮水），在口服降糖药或注射胰岛素前测血糖，空腹时间过长或过短均会影响结果的判定，同时测空腹血糖前避免进行剧烈运动。空腹血糖是糖尿病患者最常用的监测指标，反映了患者在没有饮食负荷下的血糖水平，可以了解糖尿病患者胰岛的基础功能，是诊断糖尿病的依据，也可以了解前一天晚上的用药情况是否合适。

2. 餐前血糖　是指在中餐、晚餐前测血糖，可以帮助患者决定餐前胰岛素或降糖药的用量及指导饮食的搭配。餐前血糖测定适用于血糖控制不佳的患者，有低血糖风险的患者（老年人、血糖控制较好者）也应测定餐前血糖。

3. 餐后 2h 血糖 监测餐后 2h 血糖时应常规饮食、注射胰岛素或服用降糖药,从吃第一口饭开始计时,整 2h 后测血糖。餐后 2h 血糖可用来了解胰岛 β 细胞胰岛素的储备功能,即食物刺激 β 细胞分泌胰岛素的能力,也是衡量患者饮食控制、降糖治疗方案是否恰当及疾病控制状况的指标。其受餐前胰岛素和降糖药剂量、所进食食物的种类和量、餐前血糖水平、餐后运动量、胃肠蠕动快慢等多种因素的影响。餐后 2h 血糖测定适用于空腹血糖已控制良好,但 HbA1c 仍不能达标者,或需了解饮食和运动对血糖的影响时。

4. 睡前血糖 一般在 22:00 左右监测,以了解睡前血糖控制情况,看是否需要进食来防止夜间低血糖的发生,保证夜间的安全性。睡前血糖测定适用于注射胰岛素的患者,特别是晚餐前注射预混胰岛素的患者及需要评估凌晨和空腹低血糖的风险时。

5. 夜间血糖 一般在凌晨 0 时、3 时监测。对有空腹高血糖的患者,监测夜间血糖可以判断夜间血糖一直高还是黎明时才升高(黎明现象),同时也可以防止夜间低血糖的发生。夜间血糖测定适用于胰岛素治疗已接近达标而空腹血糖仍高者或疑有夜间低血糖者。

6. 必要时的血糖监测 即随机血糖监测,没有固定的监测时间,24h 内任意时候的血糖监测。在患者出现低血糖症状时、任何突发身体不适、情绪波动、剧烈运动前后及饮食显著变化时可随时监测血糖。

(二)血糖监测频率

1.《中国血糖监测临床应用指南(2015 年版)》 该指南对其他各大指南关于 SMBG 频率进行了归纳,具体见表 10-1。

表 10-1 SMBG 频率的建议

治疗方案	指南	HbA1c 未达标(或治疗开始时)	HbA1c 已达标
胰岛素治疗	IDF(2012)	大多数 1 型糖尿病患者和妊娠妇女: ≥ 3d	
	CDS(2013)	≥ 5 次 /d	2~4 次 /d
	ADA(2015)	多次注射或胰岛素泵治疗,应进行 SMBG 的时间点:正餐和点心前、偶尔餐后、睡前、运动前、怀疑低血糖时、治疗低血糖至血糖恢复正常后、执行关键任务前(如驾驶)	
非胰岛素治疗	CDS(2013)	1~2 次注射:SMBG 结果有助于指导治疗决策和 / 或自我管理,每周 3d,5~7 次 /d	每周 3d, 2 次 /d
	ADA(2015)	SMBG 结果有助于指导治疗决策和 / 或自我管理	

注:IDF:国际糖尿病联盟;CDS:中华医学会糖尿病学分会;ADA:美国糖尿病学会;参考《中国血糖监测临床应用指南(2015 年版)》

2.《中国2型糖尿病防治指南(2017年版)》 该指南制订的SMBG频率具体原则如下。

(1)因血糖控制非常差或病情危重而住院治疗者,应每天监测4~7次血糖或根据治疗需要监测血糖。

(2)采用生活方式干预或控制糖尿病的患者,可根据需要有目的地通过血糖监测了解饮食控制和运动对血糖的影响,以便调整饮食和运动。

(3)使用口服降糖药者,可每周监测2~4次空腹血糖或餐后2h血糖。

(4)使用胰岛素治疗者,可根据胰岛素治疗方案进行相应的血糖监测:①使用基础胰岛素的患者,应监测空腹血糖,根据空腹血糖调整睡前胰岛素的剂量;②使用预混胰岛素的患者,应监测空腹血糖和晚餐前血糖,根据空腹血糖调整晚餐前胰岛素剂量,根据晚餐前血糖调整早餐前胰岛素剂量,空腹血糖达标后,注意监测餐后血糖以优化治疗方案。

(5)特殊人群(围术期患者、低血糖高危人群、危重症患者、老年患者、1型糖尿病患者、妊娠糖尿病患者等)的血糖监测,应遵循以上血糖监测的基本原则,实行个体化的监测方案。

(三)血糖监测方案

血糖监测方案是根据患者的治疗方式、血糖控制情况、疾病状态等方面综合考虑的,监测方案的制订应遵循个体化原则。目前糖尿病患者最常用的血糖监测形式为POCT与SMBG,POCT是患者在住院期间由医护人员执行监测,且在住院期间都会常规监测血糖,因此本部分着重介绍SMBG。

1. POCT 该方案是由医生根据患者具体情况制订的,对一般糖尿病住院患者来说,血糖监测方案包括常规监测(空腹血糖+三餐后2h血糖)和强化监测(一般包括空腹血糖、三餐后2h血糖、中餐前血糖、晚餐前血糖、睡前血糖、0时血糖、3时血糖)。

2. SMBG 《中国血糖监测临床应用指南(2015年版)》对其他各大指南关于SMBG方案进行了归纳,并指出应根据不同的治疗方式制订个体化的监测方案,监测方案具体见表10-2。

(1)使用胰岛素治疗患者的SMBG方案 胰岛素治疗的患者需要每日至少3次的血糖监测。

1)基础胰岛素治疗患者的SMBG方案 ①使用基础胰岛素治疗的患者在血糖达标前,每周监测3d的空腹血糖,每2周复诊1次,复诊前一天监测5个点的血糖(空腹、早餐后2h、中餐后2h、晚餐后2h及睡前的血糖)。②血糖达标后,每周抽出1d进行3个点的血糖监测(空腹、早餐后2h、晚餐后2h)。每月复诊1次,复诊前一天监测5个点血糖。具体见表10-2。

表 10-2　基础胰岛素治疗的 SMBG 方案

血糖监测		空腹	早餐后2h	午餐前	午餐后2h	晚餐前	晚餐后2h	睡前
未达标	每周3d	√						
	复诊前1d	√	√		√	√	√	√
已达标	每周3d	√						
	复诊前1d	√	√		√	√	√	√

注:√是指需测血糖的时间,参考《中国血糖监测临床应用指南(2015 年版)》

2)2 次 /d 预混胰岛素治疗患者的 SMBG 方案　①使用预混胰岛素的患者血糖达标前,每周监测 3 次空腹血糖、3 次晚餐前血糖,每 2 周复诊 1 次,复诊前一天测 5 个点血糖。②血糖达标后,每周抽出 1d 进行 3 个点的血糖监测,分别为空腹血糖、晚餐前血糖和晚餐后 2h 血糖。每月复诊 1 次。具体见表 10-3。

表 10-3　每日两次预混胰岛素治疗的 SMBG 方案

血糖监测		空腹	早餐后2h	午餐前	午餐后2h	晚餐前	晚餐后2h	睡前
未达标	每周3d	√				√		
	复诊前1d	√	√		√		√	√
已达标	每周3d	√				√	√	
	复诊前1d	√	√		√		√	√

注:√是指需测血糖的时间,参考《中国血糖监测临床应用指南(2015 年版)》

3)胰岛素强化治疗患者的 SMBG 方案　①胰岛素强化治疗(每日多次胰岛素注射或使用胰岛素泵治疗)的患者,在治疗开始阶段应每天监测 5~7 次血糖,包括空腹、中餐前、晚餐前、三餐后 2h 及睡前的血糖。如果出现不可解释的夜间低血糖或空腹高血糖,应加测夜间血糖。②血糖达标后,每天监测 2~4 次血糖。具体见表 10-4。

表 10-4　胰岛素强化治疗患者的 SMBG 方案

血糖监测	空腹	早餐后2h	午餐前	午餐后2h	晚餐前	晚餐后2h	睡前
未达标	√	√	(√)	√	(√)	√	√
已达标	√		√		√		√

注:√是指需测血糖的时间;(√)是指可以省去的监测时间;参考《中国血糖监测临床应用指南(2015 年版)》

（2）非胰岛素治疗患者的 SMBG 方案

1）非胰岛素治疗患者的短期强化 SMBG 方案 ①适用的目标人群：有低血糖症状、处于感染等应激状态、饮食或运动方案进行了调整、HbA1c 升高、生活环境发生了改变（如外出旅行、升学、开始新的工作等）及患者想要获得更多的血糖信息时。②监测方法：每周监测 3d，5~7 次 /d，具体见表 10-5。

表 10-5 非胰岛素治疗患者的短期强化 SMBG 方案

时间	空腹	早餐后 2h	午餐前	午餐后 2h	晚餐前	晚餐后 2h	睡前
周一							
周二							
周三	√	√	(√)	√	√	√	(√)
周四	√	√	(√)	√	√	√	(√)
周五	√	√	(√)	√	√	√	(√)
周六							
周日							

注：√是指需测血糖的时间；(√)是指可以省去的监测时间；参考《中国血糖监测临床应用指南（2015 年版）》

2）非胰岛素治疗患者的交替配对 SMBG 方案 ①适用的目标人群：经短期强化 SMBG 方案已获得充分的血糖数据，并采取了相应的治疗措施后的患者。②监测方法：每周交替监测空腹、早餐后、中餐前后或晚餐前后的血糖，具体见表 10-6。

表 10-6 非胰岛素治疗患者的交替配对 SMBG 方案

时间	空腹	早餐后 2h	午餐前	午餐后 2h	晚餐前	晚餐后 2h	睡前
周一	√	√					
周二			√	√			
周三					√	√	
周四	√	√					
周五			√	√			
周六					√	√	
周日	√	√					

注："√"是指需测血糖的时间；参考《中国血糖监测临床应用指南（2015 年版）》

3）非胰岛素治疗患者的餐时配对 SMBG 方案 ①适用目标人群：非胰岛

素治疗血糖控制稳定的糖尿病患者。②监测方法：每周监测3d，分别配对监测早餐前后、中餐前后、晚餐前后的血糖，具体见表10-7。

表 10-7　非胰岛素治疗患者的餐时配对 SMBG 方案

时间	空腹	早餐后2h	午餐前	午餐后2h	晚餐前	晚餐后2h	睡前
周一	√	√					
周二							
周三			√	√			
周四							
周五							
周六					√	√	
周日							

注：√是指需测血糖的时间；参考《中国血糖监测临床应用指南（2015年版）》

四、血糖值的记录与控制目标

1. 血糖值的记录　可以以血糖日志的形式记录血糖值。血糖日志可以帮助患者和医生用以评价血糖控制趋势及药物、饮食和运动等对血糖控制的影响，指导治疗方案的调整和优化。血糖日志包含血糖监测的日期、时间、具体血糖值；使用药物的时间、种类、剂量；影响血糖的因素，如进食的食物种类、量及运动量等；低血糖出现的时间，与药物、进食或运动的关系及症状等。

2. 血糖控制目标　血糖控制的最佳目标是血糖达到正常且没有低血糖的发生，理想的血糖控制标准为空腹血糖在 4.4~6.1mmol/L，餐后血糖在 4.4~8.0mmol/L。60岁以上老年人可适当放宽标准，血糖控制目标为空腹血糖 <7.0mmol/L，餐后血糖 <10.0mmol/L。

第十一章　糖尿病并发症的预防及处理

第一节　急性并发症

糖尿病急性并发症包括糖尿病酮症酸中毒、高血糖高渗状态、糖尿病乳酸性酸中毒和低血糖症。其中低血糖症是糖尿病患者常见的急性并发症,其主要特点及护理措施详见本书第八章。本节主要介绍糖尿病酮症酸中毒、高血糖高渗状态及糖尿病乳酸性酸中毒。

一、糖尿病酮症酸中毒

糖尿病酮症酸中毒(diabetic ketoacidosis, DKA)是糖尿病患者常见的急性并发症,是由胰岛素严重缺乏和升糖激素不适当升高导致的机体碳水化合物、脂肪、蛋白质、水、电解质代谢严重紊乱引起的,严重情况下可能会导致昏迷或死亡。糖尿病酮症酸中毒在 1 型糖尿病中更为多见,部分 1 型糖尿病患者甚至以糖尿病酮症酸中毒为首发症状。2 型糖尿病患者在饮食过量或不足、酗酒、急性感染、胰岛素治疗不当、使用抑制胰岛素分泌或拮抗胰岛素作用的药物(如糖皮质激素、肾上腺素、奥曲肽等)、器官移植、妊娠、分娩、手术、胃肠疾病、脑卒中等状况下也可能发生糖尿病酮症酸中毒。

依据酮体在体内堆积的轻重程度,本病可分为酮症和糖尿病酮症酸中毒,前者主要表现为酮血症和酮尿症,即早期的血酮升高或出现尿酮排出增多的症状,为代偿期。后者则是由于酮体中的 β- 羟丁酸和乙酰乙酸为酸性代谢产物,消耗机体储备的碱,导致血 pH 下降,出现酸中毒,为失代偿期。

根据病情的进展程度,可以将糖尿病酮症酸中毒分为 3 个阶段:第一阶段即为糖尿病酮症期,仅出现血酮体或尿酮体升高;第二阶段为失代偿性酸中毒,除了酮症外,还有轻度至中度的酸中毒;第三阶段为糖尿病酮症酸中毒昏迷,患者可能出现酸中毒伴意识障碍或二氧化碳结合力低于 10mmol/L。酮体的检测推荐采用血酮体,若无法检测血酮体,可检测尿酮体。血酮体 ≥ 3mmol/L 或尿酮体阳性(++ 以上)为糖尿病酮症酸中毒诊断的重要标准之一。

（一）临床表现

糖尿病酮症酸中毒典型的临床表现："三多一少"的症状较平时更为明显，随着酸中毒的症状逐渐加重，病情迅速恶化，可能出现食欲减退、恶心、呕吐、口干、嗜睡、多尿、四肢发冷、皮肤发干、皮肤表面有花斑、呼吸深快、呼气中有烂苹果味等症状。后期由于大量葡萄糖从尿液中排出，引起渗透性利尿，可导致多尿的症状加重，出现严重失水，导致水、电解质及酸碱平衡紊乱。此外，失水可导致血容量减少，引发休克；使肾血流灌注减少，尿液中酮体排出减少而加重酮症。晚期由于失水导致血浆渗透压升高，脑细胞脱水，患者出现意识障碍。部分患者可能出现急性心血管事件和器官衰竭。

值得注意的是，有些患者可能出现体温低而存在潜在感染的危险，此时感染引起的其他临床表现可被糖尿病酮症酸中毒的表现所覆盖。若入院时体温低，通过治疗后出现体温升高，应警惕是否合并感染。少数患者可有腹痛，类似于急腹症。

（二）实验室检查

检查项目主要包括血糖、尿素氮/肌酐、血酮体、电解质、渗透压、尿常规、尿酮体、血气分析、血常规、心电图等。若怀疑合并感染，还应进行血、尿和咽部的细菌培养。

（三）治疗原则

糖尿病酮症酸中毒的预后取决于早期诊断和正确治疗，它是一种急性并发症，一旦被诊断，需要立即住院治疗。对于早期的酮症患者，仅需要补充足量的短效胰岛素及口服补充液体，定时监测血糖、血酮体、尿酮体，调整胰岛素剂量，直至酮体消失。对于严重的糖尿病酮症酸中毒，在根据临床症状和末梢血糖、血酮体、尿糖、尿酮体等结果做出初步诊断后即可开始治疗或抢救。

治疗的主要原则：①尽快补液以恢复血容量；②纠正失水状态；③降低血糖；④纠正电解质和酸碱平衡；⑤积极寻找和去除诱因；⑥对症治疗及防治并发症；⑦降低病死率。

1. 补液是糖尿病酮症酸中毒治疗的关键部分，通过补液扩充血容量，改善微循环，恢复肾灌注，有利于酮体的排出和降低血糖。推荐首选 0.9% 氯化钠注射液（生理盐水），补液量可按发病前患者体重的 10% 进行估计，原则上先快后慢，第 1 小时输入生理盐水，速度为 15~20ml/（kg·h）（一般成人 1.0~1.5L）。在患者心功能正常的情况下，可在开始前 2h 内输注 1 000~2 000ml 液体，前 4h 内输入所计算失水量 1/3 的液体，以快速补充血容量。随后的补液速度需根据患者脱水程度、电解质水平、尿量、心肾功能等调整。第 1 个 24h 内补足预估的液体丢失量，一般第 1 个 24h 内补液量为 4 000~5 000ml，严重失水者可以补充 6 000~8 000ml。如治疗前患者已存在休克或低血压,快速输液不能使血压升高,则应输入胶体溶液及进行其他抗休克治疗,患者清醒后应鼓励其多饮水。老年患者及心肾功能不全者,输液速度不宜过快,以防发生肺水肿或脑水肿。若患者意识清醒,可采取口服及静脉两种补液途径,必要时可监测中心静脉压。补液种类应先盐后糖、先晶体后胶体、见尿补钾。通常情况下使用生理盐水补液,如果入院时患者血钠高于150mmol/L,则不用生理盐水。当血糖降至13.9mmol/L时改用5%葡萄糖溶液补液,并在每2~4g葡萄糖中加入1U普通胰岛素。补液后期,输液速度不宜过快,避免因尿酮体排泄过快而引发高氯性酸中毒。补液治疗是否奏效,要看血流动力学(如血压)、液体出入量、实验室指标及临床表现。对有心肾功能不全者,在补液过程中要监测血浆渗透压,并经常对患者心脏、肾、神经系统状况进行评估,以防补液过多。

2. 糖尿病酮症酸中毒补液过程中应同时进行小剂量短效胰岛素治疗,胰岛素治疗推荐采用连续静脉输注0.1U/(kg·h);重症患者可采用首剂静脉注射胰岛素0.1U/kg,随后以0.1U/(kg·h)的速度持续输注。若第1小时内血糖下降不足10%,或有条件监测血酮体时,血酮体下降速度<0.5mmol/(L·h),且脱水已基本纠正,则增加胰岛素剂量1U/h。治疗过程中需监测血糖、血酮体或尿酮体,并根据血糖或血糖下降速度调整胰岛素用量,血糖下降速度不宜过快,一般控制在2.8~4.2mmol/(L·h)左右。当血糖低于13.9mmol/L时,胰岛素剂量可调整至每小时0.05~0.1U/kg(3~6U/h),直至酮体转阴后,可过渡到常规治疗。若引起糖尿病酮症酸中毒的诱因尚未去除,则需要继续皮下注射胰岛素治疗。

3. 纠正电解质紊乱 在开始胰岛素及补液治疗后,若患者的尿量正常,血钾低于5.2mmol/L即应静脉补钾,一般在每升输入溶液中加氯化钾1.5~3.0g,以保证血钾在正常水平。治疗前已有低钾血症,尿量≥40ml/h时,在补液和胰岛素治疗的同时必须补钾。严重低钾血症可危及生命,若发现血钾<3.3mmol/L,应优先进行补钾治疗,当血钾升至3.5mmol/L时,再开始胰岛素治疗,以免发生心律失常、心脏骤停和呼吸肌麻痹。

4. 纠正酸中毒 糖尿病酮症酸中毒患者在注射胰岛素后会抑制脂肪分解,进而纠正酸中毒,一般认为不需要额外补碱。但严重的代谢性酸中毒可能会引起心肌受损、脑血管扩张、严重的胃肠道并发症及昏迷等严重并发症。《中国2型糖尿病防治指南(2017年版)》推荐仅pH<7.0的患者考虑适当补碱治疗,可静脉滴注5%碳酸氢钠溶液200ml,补碱不宜过多过快,否则可能出现血钾下降、脑脊液反常性酸中毒、脑水肿、反跳性碱中毒等不良反应。每2h测定1次血pH,直至其维持在7.0以上。治疗中加强复查,防止过量。

5. 去除诱因和治疗并发症 如休克、感染、心力衰竭和心律失常、脑水肿和肾衰竭等。

（四）预防和护理

1. 糖尿病酮症酸中毒的预防　掌握糖尿病基本知识，正确预防和发现糖尿病酮症酸中毒是糖尿病患者自我护理的关键环节，当患者出现可能诱发或提示糖尿病酮症酸中毒的不适症状（如发热、感染、恶心、呕吐、流感、外伤、情绪波动等）时，应及时到医院就医。同时患者应自觉坚持合理使用降糖药和胰岛素，不擅自减量、加量或停药，坚持定期血糖监测。我国研究提示，当随机血糖超过 19.05mmol/L（血酮体 ≥ 3mmol/L）时，可预警糖尿病酮症酸中毒。以下人群建议定期监测血酮体：①使用胰岛素的患者；②既往发生过酮症的患者；③血糖波动大、药物控制不理想者；④年幼或高龄患者。

在出现急性病症、感染、发热、酮症酸中毒症状、血糖值 >16.7mmol/L 或持续升高时，应随时监测血糖。在日常生活过程中应尽量避免可能诱发酮症的因素，如饮食过量或不足、酗酒、停用或减用胰岛素等，避免情绪波动过大。

2. 糖尿病酮症酸中毒的护理　一旦发生了酮症酸中毒，应立即到医院就医。护理人员应当配合医生积极进行补液、补充胰岛素等治疗。在补液过程中，需要密切监测血糖情况，避免血糖下降过快。注意控制输液速度，观察患者心率、呼吸、血压、瞳孔和意识变化，判断是否存在血容量不足或由于输液速度过快导致的肺水肿、脑水肿等情况。糖尿病酮症酸中毒的患者一般存在组织缺氧，应遵医嘱予以吸氧。输液过程中详细记录患者出入水量，尿量过少时应注意限制补钾。遵医嘱监测血酮体、肌酐、电解质和酸碱平衡指标的变化。对于清醒的患者，可以指导其多饮水，加快酮体排出。

出现糖尿病酮症酸中毒昏迷的患者，除了注意监测生命体征及瞳孔意识变化外，还应做好口腔清洁护理、皮肤护理、至少每 2h 翻身 1 次，预防压疮和继发性感染的发生。

二、高血糖高渗综合征

高血糖高渗综合征（hyperglycemic hyperosmolar status，HHS）是糖尿病另一种急性代谢紊乱综合征，主要是以严重的高血糖、高血浆渗透压、脱水为主要特点，多数情况下合并有不同程度的意识障碍或昏迷，一般无明显的酮症酸中毒。高血糖高渗状态多发于老年糖尿病患者，偶见于儿童 2 型糖尿病患者。高血糖高渗状态的患者胰岛 β 细胞残留少数功能，因此能抑制脂肪分解，但不能使葡萄糖被正常组织利用，所以大多数患者仅有血糖升高，少数情况下可同时存在糖尿病酮症酸中毒。急性感染、手术、外伤、中暑、胃肠道疾病所致的呕吐、腹泻、大面积烧伤、心脑血管意外，大量进食高糖食品、饮料，输注葡萄糖液，使用糖皮质激素、利尿剂等拮抗胰岛素作用或抑制胰岛素分泌的药物，都可能诱发高血糖高渗状态。

临床表现：HHS是糖尿病的严重急性并发症之一，临床以严重高血糖而无明显酮症酸中毒、血浆渗透压显著升高、脱水和意识障碍为特征。

HHS起病隐匿，从开始发病到出现意识障碍一般需要1~2周的时间，偶尔急性起病，30%~40%的患者无糖尿病病史，最初先出现多饮、多尿、口渴、乏力等糖尿病症状，随着病程进展，失水逐渐加重，开始出现眼球凹陷、皮肤干燥、少尿、口唇干燥、脉搏细速、体重下降、血压降低，严重者可引发急性肾衰竭。后期失水严重，但患者口渴症状不明显。由于血浆渗透压升高可导致脑细胞功能受损，通常患者的血浆渗透压>320mmol/L时，即可以出现精神症状，如淡漠、嗜睡等；当血浆渗透压>350mmol/L时，可出现定向力障碍、幻觉、上肢拍击样震颤、癫痫样发作、偏瘫、偏盲、失语、视觉障碍、昏迷和阳性病理征。病情严重者可能并发脑血管意外或导致永久性脑功能障碍。

如果出现以下情况，可考虑诊断为高血糖高渗状态：①血糖>33.3mmol/L；②尿糖强阳性而尿酮为弱阳性或阴性；③血清HCO_3^-≥18mmol/L，或动脉血pH≥7.30，血酮体和尿酮体阴性或弱阳性；④有效血浆渗透压≥320mmol/L；⑤阴离子间隙<12mmol/L。

（一）治疗原则

高血糖高渗状态病情十分危重，病死率高于糖尿病酮症酸中毒，因此早期诊断和积极治疗抢救十分重要。治疗的主要原则：①积极、及早、足量补液；②持续补充胰岛素；③补充钾盐；④监测并防治并发症；⑤去除诱因。

1. 补液 高血糖高渗状态失水量比糖尿病酮症酸中毒更为严重，因此补液量也有所区别。补液总量可按患者发病前体重的12%计算。补液速度亦是先快后慢（排除心肺疾病的患者），24h总的补液量一般应为100~200ml/kg。输注液体以生理盐水为主，因为在体内血浆高渗状态下，生理盐水相对于患者体内渗透压而言为低渗液，且大量输注等渗液不会引起溶血，有利于纠正休克，改善肾灌注。补液速度与糖尿病酮症酸中毒治疗相仿，第1小时给予1.0~1.5L，随后补液速度根据脱水程度、电解质水平、血渗透压、尿量等调整。治疗开始时应每小时检测或计算血有效渗透压［公式：$2×(Na^++K^+)(mmol/L)+$血糖$(mmol/L)$］，并据此调整输液速度以使其逐渐下降，速度为3~8mmol/（kg·h）。当补足液体而血浆渗透压不再下降或血钠升高时，可考虑给予0.45%生理盐水。24h血钠下降速度应不超过10mmol/L。HHS患者补液本身即可使血糖下降，当血糖下降至16.7mmol/L时，需补充5%含糖液，并在每2~4g葡萄糖中加入1U短效胰岛素。当单纯补液后血糖仍>16.7mmol/L时，开始启用胰岛素治疗。处理高血糖高渗状态时应注意，高血糖是维持血容量的重要因素，降糖时应控制速度，血糖下降速度在每小时50~70mg/dl，血糖迅速下降而补液量不足时，可能导致血压进一步下降。应在HHS治疗中适时评估有效血浆渗透压，以监测治疗反应。

2. 小剂量短期使用胰岛素　当单纯补液后血糖仍 >16.7mmol/L 时,开始应用胰岛素治疗。使用原则与治疗糖尿病酮症酸中毒大致相同,以 0.1U/(kg·h)持续静脉输注。当血糖降至 16.7mmol/L 时,应减慢胰岛素的滴注速度至 0.02~0.05U/(kg·h),同时给予葡萄糖溶液静脉滴注,并不断调整胰岛素用量和葡萄糖浓度,使血糖维持在 13.9~16.7mmoL/L,直至 HHS 高血糖危象的表现消失。

3. 补钾　HHS 患者总体钾是缺失的,补钾原则与糖尿病酮症酸中毒相同。

4. 连续性肾脏替代治疗　早期给予连续性肾脏替代治疗(continuous renal replacement therapy, CRRT),能有效减少并发症的出现,减少住院时间,降低患者病死率。其机制为 CRRT 可以平稳有效地补充水分和降低血浆渗透压。另外,CRRT 可清除循环中的炎症介质、内毒素,减少多器官功能障碍综合征等严重并发症的发生。但 CRRT 治疗 HHS 仍是相对较新的治疗方案,还需要更多的研究以明确 CRRT 的治疗预后。

5. 其他　包括去除诱因,纠正休克,防治低血糖和脑水肿,预防足部压疮等。

(二)预防和护理

1. 高血糖高渗状态的预防　高血糖高渗状态常发生于老年患者,因此在出现意识变化时很容易被误诊为神经系统疾病或精神病。患者日常生活中应养成定期监测血糖的习惯,如果出现血糖升高或发热的症状时,应注意警惕。老年人群对于口渴感觉减退,为保证充足水分的摄入,需要主动多饮水,特别是在发生呕吐、腹泻、烧伤、感染时要保证足够水分的摄入。糖尿病患者应提高对高血糖高渗状态的认识,一旦认为疑似 HHS,尽早到医院就医。

2. 高血糖高渗状态的护理　高血糖高渗状态病死率远高于糖尿病酮症酸中毒,一旦确诊,护理人员应立即配合医生进行抢救,准确记录出入水量。遵医嘱予以补液扩容治疗,在补液过程中,需要密切监测血糖,避免血糖下降过快导致血容量不足进一步加重。注意控制输液速度,特别是合并心肺功能不全或高龄的患者。

高血糖高渗状态患者多伴有意识障碍,出现昏迷的患者需要密切监测生命体征、瞳孔及意识变化,若患者一直处于昏迷状态,或稍有好转后又陷入昏迷,则需警惕是否从脑细胞脱水转为脑水肿。同时需要做好口腔清洁护理、皮肤护理,至少 2h 翻身 1 次,预防压疮和继发性感染的发生。对于躁动不安的患者,需予以床栏保护,避免发生坠床,必要时用约束带来限制患者活动,防止患者因烦躁而导致各种意外拔管的情况。同时应注意观察患者是否出现急性呼吸窘迫综合征、血管栓塞等并发症。高龄、合并严重感染、心力衰竭、肾衰竭、脑梗死等病情严重的患者,常预后不佳,对患者家属要做好心理疏导,鼓励其积极配合治疗。

三、糖尿病乳酸性酸中毒

糖尿病乳酸性酸中毒(diabetic lactic acidosis,DLA)是指在糖尿病的基础上,由于乳酸产生过多和(或)清除减少引起的血乳酸异常升高,导致代谢性酸中毒,又称乳酸性酸中毒。人体内的乳酸主要分为 L- 乳酸和 D- 乳酸,一般当 L- 乳酸 ≥ 5mmol/L 或 D- 乳酸 ≥ 3mmol/L,就可以称为乳酸性酸中毒,其中以 L- 乳酸升高较为常见。

糖尿病乳酸性酸中毒在临床上较少见,但发病常比较急,病死率较高,是糖尿病的一种严重的急性并发症。大多数的患者是由于长期或过量服用苯乙双胍导致,通常发生于合并肝、肾功能不全或心力衰竭的老年患者中。当心、肝、肾功能不全的糖尿病患者合并感染、糖尿病酮症酸中毒、高血糖高渗状态时,容易诱发乳酸性酸中毒。

(一)临床表现

由于糖尿病乳酸性酸中毒患者常合并糖尿病酮症酸中毒、高血糖高渗状态,因此乳酸性酸中毒的症状常被以上两种并发症的症状所掩盖,以致难以确诊。乳酸性酸中毒常表现为一般代谢性酸中毒的症状,轻者表现为乏力、嗜睡、食欲缺乏、恶心、头昏、呼吸稍深快。中至重度患者可出现呕吐、头痛、腹痛、口唇发绀、疲劳乏力感加重、深快呼吸或潮式呼吸(不伴有酮味)、血压下降、脱水、意识障碍、瞳孔扩大、四肢反射减弱、体温下降甚至休克、昏迷。糖尿病乳酸性酸中毒是糖尿病最为严重的并发症之一,抢救成功率低,病死率高达50%。

(二)治疗原则

一旦诊断为糖尿病乳酸性酸中毒,首先应立即停用双胍类等容易导致乳酸性酸中毒的药物,保证患者充分的氧合,立即予以吸氧,必要时予以气管插管或气管切开以保证呼吸道畅通,积极治疗肺部原发疾病。对于存在脱水或休克的患者,积极予以补液,补液量应根据患者心肺功能和脱水情况决定。合并糖尿病酮症酸中毒和高血糖高渗状态的患者,可按糖尿病酮症酸中毒或 HHS 的治疗即可。静脉给予小剂量胰岛素持续滴注治疗,一般以 0.1U/(kg·h)的速度持续滴注,如果血糖正常或偏低,则使用葡萄糖加胰岛素治疗。注意监测血钾和血钙,避免低血钾和低血钙的发生。对于不明原因的严重乳酸性酸中毒者,注意考虑有感染性休克的可能。一般认为过度碱化会加重组织缺氧,故补碱不宜过多过快。对于伴有肾功能不全、血钠过高或严重心力衰竭的患者,可使用不含乳酸的透析液进行血液透析或腹膜透析。

（三）预防和护理

1. 乳酸性酸中毒的预防　糖尿病乳酸性酸中毒在临床中发病率低,误诊率、病死率均较高,且糖尿病乳酸性酸中毒的患者常合并心、肝、肾功能不全及严重感染,因此治疗效果常不理想,应以加强预防为主。尽可能不采用苯乙双胍。糖尿病患者若合并心、肝、肾功能不全或在缺氧、过度饮酒和脱水的情况下,尽可能停用双胍类降糖药。长期使用双胍类药物的患者要定期检查心、肝、肾功能,如有不宜用药的情况,应立即停药。若正在使用双胍类降糖药的患者发生急性危重疾病,应暂停该药,改用胰岛素治疗。

2. 乳酸性酸中毒的护理　一旦确诊乳酸性酸中毒,护理人员应立即给患者吸氧,保持呼吸道畅通,并立即建立静脉通路,保持管路畅通。遵医嘱予以补液、小剂量胰岛素静脉持续滴注治疗,纠正血电解质及酸碱平衡紊乱。对于休克患者,应积极予以扩容治疗。糖尿病乳酸性酸中毒患者多合并心、肝、肾功能不全,补液时应特别注意控制补液速度。监测患者血糖、血酮体、尿酮体和血渗透压的变化,观察是否合并糖尿病酮症酸中毒或高血糖高渗状态。若合并其他急性并发症,护理方法同前。

第二节　慢性并发症

众所周知,糖尿病并不可怕,可怕的是糖尿病并发症,尤其是糖尿病慢性并发症。糖尿病慢性并发症可遍及全身各个重要组织器官,包括心、脑、肾、眼睛、骨关节、足等。临床上常见的糖尿病慢性并发症包括心脑血管病变、糖尿病神经病变、糖尿病视网膜病变、糖尿病肾病、糖尿病足。其中糖尿病心脑血管并发症属于糖尿病大血管病变,糖尿病肾病和糖尿病视网膜病变属于糖尿病微血管病变。除此之外,糖尿病还可能导致性功能障碍,口腔、呼吸系统、泌尿系统及皮肤的感染,骨关节病变等各种并发症。

一、糖尿病心脑血管病变

糖尿病心脑血管病变主要包括糖尿病性心脏病(diabetic cardiopathy, DCP)、脑血管病(cerebrovascular disorder, CVD)及外周血管病(peripheral vascular disorder, PVD)。糖尿病导致心脑血管病变的原因有很多,一方面是由于糖尿病患者肥胖、高血压、脂代谢异常的发生率远高于一般人群,而这些因素亦是动脉粥样硬化的易患因素;另一方面是高血糖可以使血管内皮细胞增生,基底膜变厚,纤溶系统异常,使血管狭窄阻塞,导致心脑血管病变的发生。

糖尿病性心脏病是糖尿病患者最主要的死亡原因,它是指糖尿病引起长期的碳水化合物、脂肪等多代谢紊乱得不到纠正的基础上发生的心脏大血管病变、微血管病变及自主神经病变。糖尿病性心脏病包括冠心病、糖尿病性心肌病、微血管病变和自主神经功能异常导致的心律失常等,其中冠心病发病率最高,有超过一半的糖尿病患者合并冠心病。

糖尿病是脑血管病变的独立因素,糖尿病患者脑血管病变的发生率远远高出非糖尿病患者,特别是女性患者。在糖尿病脑血管病变中以缺血性脑病最为常见,如短暂性脑缺血发作、脑血栓形成、腔隙性脑梗死、多发性脑梗死等。此外,由于糖尿病患者高血压的发生率非常高,亦有出血性脑病的发生。

糖尿病患者外周血管病变的发生率是非糖尿病患者的4倍,且随着年龄的增长和糖尿病病程的延长而增加,其中以下肢动脉病变最为常见。它是由于脂质沉积在血管壁,导致下肢动脉狭窄或堵塞,流向下肢的血流减少。同时,有下肢血管病变的患者,其发生冠心病和脑卒中的风险将会大大增加。

糖尿病外周血管病变是糖尿病足溃疡发生和迁延不愈的重要原因,本书将会在糖尿病足部分详细介绍。下面主要介绍糖尿病心血管和脑血管病变。

(一)危险因素

糖尿病心脑血管疾病的主要危险因素包括:高血压、血脂异常、吸烟、饮酒、年龄、肥胖、高血糖、糖尿病病程、既往有短暂性脑缺血发作史、家族史等。

(二)临床表现

糖尿病患者合并冠心病、心脏病的症状往往不典型,常出现无痛性的心肌梗死,患者仅表现为恶心、呕吐、气促、端坐呼吸、出冷汗、乏力、心悸、胸闷、烦躁、肝脾大、下肢水肿、左侧肩颈和手臂的放射痛、手掌刺麻感。部分患者会出现典型的冠心病的症状,胸前区出现绞痛、压榨性疼痛。糖尿病心肌病变的患者则可能出现心悸、心律失常的表现。严重患者可表现为心力衰竭、无痛性心肌梗死甚至猝死。

糖尿病脑血管病变分为缺血性脑卒中和出血性脑卒中,缺血性脑卒中常发生于凌晨至清晨,发病初期无明显症状或症状较轻。主要表现为一侧肢体无力、麻木、头晕或失去平衡、行走困难、活动受限,头痛症状一般不明显,严重的可出现一侧肢体瘫痪。出血性脑卒中多发生在剧烈运动、酗酒、情绪激动后,患者一般有高血压病史。出血性脑卒中发病较急剧,患者可能突发剧烈头痛,出现言语不清、口齿不利等语言表达障碍或思维理解障碍,甚至出现晕厥和意识障碍。

糖尿病外周血管病变主要表现为小腿和足部感觉麻木、皮肤发凉、皮肤颜色改变、动脉搏动减弱、乏力和疼痛。糖尿病患者下肢动脉病变通常是指下肢动脉粥样硬化性病变(lower extremity atherosclerotic disease,LEAD)。最初可能表现为间歇性跛行,患者行走一段时间后,小腿感到酸痛而难以继续行走,休息一段时间后疼痛会自然缓解。随着病程继续进展,患者在休息时就开始出现疼痛症状,呈持续性或间歇性加重,平卧位比坐位或立位时更为严重,称为静息痛。若下肢小动脉完全闭塞,则可能出现局部溃疡和坏疽。对于50岁以上的糖尿病患者,应该常规进行LEAD筛查。伴有LEAD发病危险因素(如合并心脑血管病变、血脂异常、高血压、吸烟或糖尿病病程5年以上)的糖尿病患者,应该每年至少筛查1次。对于有足溃疡、坏疽的糖尿病患者,不论其年龄大小,应该进行全面的动脉病变检查及评估。

（三）预防和护理

导致糖尿病心脑血管疾病的主要原因是血糖、血脂代谢紊乱,因此控制血糖、血脂和血压是预防糖尿病心脑血管疾病的基础。要使血糖、血脂和血压达标,就需要对糖尿病患者进行综合管理。

1. **进行合理膳食搭配及适当运动**　根据患者的年龄、身高、体重、心血管疾病的病变类型、日常的活动量、生活方式、是否有肥胖等情况制订个体化的饮食计划。运动治疗的目的是为了控制体重、改善心肺功能。但高强度的运动可能诱发酮症酸中毒,导致低血糖、血压升高,而且可能会加重心脏负担,导致心肌供血不足,诱发心绞痛和心律失常等。因此在制订运动计划时,需要同时考虑患者是否已经合并心脑血管疾病、高血压等情况,运动量不宜过大。

2. **强化血糖、糖化血红蛋白、血压和血脂的目标值**　空腹血糖和餐后血糖过高都会增加心脏病等并发症的发病率。同时有研究显示,降低血压和血脂能有效减少糖尿病患者心血管死亡的风险。一般建议糖尿病患者的控制目标如下。

（1）糖化血红蛋白<7%。

（2）空腹血糖控制在4.4~6.1mmol/L,餐后血糖控制在4.4~8.0mmol/L。

（3）血压<130/80mmHg,当患者合并肾损害且蛋白尿>1g/d时,血压需控制在125/75mmHg以下。

（4）总胆固醇<4.5mmol/L,高密度脂蛋白>1.0mmol/L,低密度脂蛋白<2.5mmol/L,三酰甘油<1.5mmol/L。

3. **改善不良生活方式**　指导患者戒烟限酒,每天摄入足量的蔬菜和水果。选择低脂的烹饪方法,如清蒸。每日总胆固醇摄入量应小于200mg,总脂肪摄入量不得超过每日总热量的30%。尽量选择优质蛋白,如鱼肉或鸡肉。适当运动,控制体重。指导患者保持心情愉快,避免情绪过于激动。

4. **加强自我监测,定期进行相关检查**　糖尿病患者应坚持自我血糖监测,每年检查血脂和心电图,给予颈动脉、椎动脉和下肢动脉血管彩超,使相关数值保持在正常范围。了解冠心病、心肌病及脑卒中等心脑血管疾病知识,一旦出现胸闷、心悸、胸痛、手脚麻木、一侧肢体无力等症状,立即到医院就医。

5. **加强抗血小板聚集和抗凝药物治疗,首选药物为阿司匹林。**

6. 对于合并冠心病的患者,可根据患者具体情况考虑行冠状动脉成形术或冠状动脉搭桥手术等介入治疗。

7. 发病后的治疗及护理 ①密切监测生命体征,保持呼吸道通畅,治疗原发病因。②及早行溶栓治疗。③调节血钠,使血钠维持在正常范围的低限,防止颅内压升高及血容量增加而诱发血压升高和心力衰竭。④控制血压平稳下降。⑤加强血糖监测,及时调整胰岛素剂量,避免血糖波动过大。

二、糖尿病肾病

糖尿病肾病(diabetic nephropathy,DN)又称为肾小球硬化症,常见于糖尿病病程超过 10 年的患者,是 1 型糖尿病患者的首要死亡原因。在 2 型糖尿病患者中,糖尿病肾病的发病率仅次于心脑血管疾病。与糖尿病相关的肾脏病变包括:糖尿病性肾小球硬化症、肾小管上皮细胞变性、肾盂肾炎、动脉 – 微小动脉粥样硬化症及肾乳头坏死。

根据对 1 型糖尿病所致肾损害的观察,糖尿病肾病的病程可分为 5 期。

Ⅰ期:肾小球高滤过期;肾小球滤过率增加,肾体积增大,但肾结构正常,微量白蛋白尿或尿蛋白正常,控制高血糖后,肾小球滤过率可恢复正常。

Ⅱ期:无临床表现的肾损害期;肾小球滤过率正常或升高,肾小球基底膜轻度增厚、系膜基质轻度增宽,在运动后可能出现微量白蛋白尿。此期病变仍可逆转。

Ⅲ期:早期糖尿病肾病期;肾小球滤过率正常,肾小球基底膜增厚及系膜基质增宽明显、小动脉壁出现玻璃样变,持续微量白蛋白尿为此期主要标志(尿白蛋白排泄率为 20~200μg/min 或 30~300mg/24h),尿蛋白阴性,血压升高但未达到高血压标准,未出现肾病症状和体征。

Ⅳ期:临床糖尿病肾病期;肾小球滤过率降低,肾小球硬化、灶状肾小管萎缩及间质纤维化。出现显性白蛋白尿,部分表现为肾病综合征,24h 尿蛋白排泄率 >0.5g,可伴有水肿和高血压。

Ⅴ期:肾衰竭期;肾小球滤过率严重降低,肾小球硬化、荒废,肾小管萎缩及肾间质广泛纤维化。出现大量蛋白尿,有尿毒症的临床表现。通常合并糖尿病视网膜病变。如果 1 型糖尿病患者发生终末期肾病时仍处于青春发育期,则容易并发严重的继发性甲状旁腺功能亢进、混合性肾性骨病或 Sagliker 综合征。

(一)危险因素

糖尿病肾病的主要危险因素包括 4 个方面。

1. 疾病因素 如高血糖症、高血压、糖尿病病程、基础肾病、心血管疾病等。

2. 生活与体质因素　如吸烟、高龄、男性、吸毒等都是高危因素。

3. 种族因素　糖尿病高发于墨西哥人、美国本土人、非洲人及亚洲人等。

4. 遗传因素　部分文献表明糖尿病肾病存在家族聚集的现象,提示其可能与遗传相关。

(二) 临床表现

糖尿病肾病早期常没有明显的症状,部分患者可表现为尿液里泡沫增多,发生持续性的蛋白尿。随着病程的进展,会出现水肿,特别是眼睑、面部、下肢多见。有时患者可能会出现口臭、恶心、呕吐、厌食、失眠、乏力、注意力难以集中等表现。到了肾病终末期,患者出现肾衰竭,则可能出现少尿、无尿、全身水肿、肾性高血压等症状。

(三) 预防和护理

并不是所有的糖尿病患者都会患上糖尿病肾病,影响肾病发生的因素包括血糖、血压水平和遗传因素等。因此,预防糖尿病肾病的主要目标仍然是控制血糖和血压。

1. 定期筛查,及早发现　由于糖尿病肾病早期没有明显的临床症状,因此定期监测十分重要。通常 2 型糖尿病在确诊时就应该检查肾功能,确诊 2 型糖尿病后每年应至少进行 1 次肾脏病变筛查,包括尿常规、尿白蛋白 / 肌酐比值和血肌酐(计算 eGFR)。1 型糖尿病患者一般 5 年后才会发生糖尿病肾病,2 型糖尿病患者在诊断时即可伴有糖尿病肾病。最基本的检查是尿常规,但是尿常规的检查会遗漏微量白蛋白尿,可以通过收集 24h 尿测定尿白蛋白排泄率来判断有无微量白蛋白尿,这种筛查方式有助于发现早期肾损伤,并鉴别其他一些常见的非糖尿病性肾病。成本效益分析显示,在我国新诊断的 2 型糖尿病中进行糖尿病肾病筛查可节省医疗费用,推荐所有 2 型糖尿病患者每年至少进行 1 次尿白蛋白 / 肌酐比值和 eGFR 评估。对糖尿病伴高血压且尿白蛋白 / 肌酐比值 >300mg/g 或 eGFR<60ml/$(\min \cdot 1.73m^2)$ 的患者,首选血管紧张素转化酶抑制剂(angiotension converting enzyme inhibitors, ACEI)或血管紧张素受体拮抗剂(angiotensin receptor blockade, ARB)类药物治疗,对于这类患者,ACEI 或 ARB 类药物不仅能减少心血管事件的发生,还能延缓肾病进展,包括终末期肾病的发生。有研究显示,我国早发 2 型糖尿病患者(40 岁之前诊断)患糖尿病肾病的风险显著高于晚发 2 型糖尿病患者。

2. 积极控制血糖和血压　有效的降糖治疗、血压控制可延缓糖尿病肾病的发生和进展。推荐 >18 岁的非妊娠糖尿病患者血压应控在 140/90mmHg 以下。对伴有白蛋白尿的患者,血压控制在 130/80mmHg 以下可能获益更多。舒张压不宜低于 70mmHg,老年患者舒张压不宜低于 60mmHg。糖尿病肾病患者应注意选用肾损害较少的降糖药,口服磺脲类及双胍类药物禁用,轻度或中度肾功能不全时可酌情使用格列奈类和噻唑烷二酮类药物。α-糖苷酶抑制剂主要从肠道排出,因此肾功能不全时仍可使用。严重的肾功能不全者,建议使用胰岛素治疗,特别是短效胰岛素,以减少低血糖的发生。空腹血糖建议控制在6.1mmol/L以内,餐后血糖控制在8.0mmol/L以内,糖化血红蛋白控制在6.5%以下。

3. 纠正血脂代谢紊乱　控制总胆固醇<4.5mmol/L,低密度脂蛋白<2.6mmol/L,高密度脂蛋白>1.1mmol/L,三酰甘油<1.5mmol/L。

4. 改变生活方式　进食低蛋白优质蛋白饮食,肾功能正常时,蛋白摄入量应在0.8g/(kg·d);肾小球滤过率下降后,饮食蛋白摄入量减至0.6~0.8g/(kg·d),蛋白质的摄入应以优质动物蛋白为主。开始透析者蛋白摄入量适当增加。我国2型糖尿病伴白蛋白尿患者维生素D水平较低,补充维生素D或激活维生素D受体可降低尿白蛋白/肌酐比值,但能否延缓糖尿病肾病进展尚有争议。

5. 控制蛋白尿　患者出现微量白蛋白尿时即可使用肾素-血管紧张素系统抑制剂减少尿蛋白,但这类药物会导致短期的肾小球滤过率下降,需在开始使用这类药物前1~2周检测血肌酐及血钾浓度,血肌酐>3mg/dl时,不推荐使用该类药物。

6. 透析治疗及肾移植　对于终末期肾病患者,需进行透析治疗或肾移植治疗。且糖尿病肾病应及早开始透析治疗,一般肾小球滤过率降至15~20ml/min或血清肌酐水平大于4mg/dl时应积极准备透析治疗。由于糖尿病的存在,单纯的肾移植效果不佳,移植肾仍会迅速发展为糖尿病肾病,故胰-肾联合移植或胰岛-肾联合移植为治疗糖尿病终末期肾病的最佳途径。对eGFR<30ml/(min·1.73m^2)的糖尿病肾病患者,应积极准备肾替代治疗。

三、糖尿病视网膜病变

糖尿病视网膜病变(diabetic retinopathy,DR)是糖尿病严重的微血管病变之一,也是目前成人后天性致盲的主要原因。其发病率随着病程的延长和年龄的增长而增加。2型糖尿病患者是眼部病变的高危人群,这些眼病还包括青光眼、白内障、视网膜血管阻塞和缺血性视神经病变等。

糖尿病视网膜病变可分为六期,归属于两大类:增殖性视网膜病变和非增殖性视网膜病变。共分为6期:Ⅰ期,仅有微血管瘤和小出血点;Ⅱ期:出现黄白色的硬性渗出或出血斑;Ⅲ期,出现白色软性渗出或出血斑;Ⅳ期,新生血管形成或玻璃体积血;Ⅴ期,纤维增殖和玻璃体机化;Ⅵ期,牵拉性视网膜脱离、失明。其中Ⅰ~Ⅲ期属于非增殖性视网膜病变,Ⅳ~Ⅵ期属于增殖性视网膜病变。2002年悉尼国际眼科会议上制订了视网膜病变分型和糖尿病黄斑水肿分型的新国际标准,具体见表11-1。

表 11-1　糖尿病视网膜病变的国际临床分级标准

病变严重程度	扩瞳眼底检查所见
无明显视网膜病变	无异常
轻度非增殖性视网膜病变	仅有微动脉瘤
中度非增殖性视网膜病变	微动脉瘤伴轻至中度非增殖性视网膜病变
重度非增殖性视网膜病变	出现以下任一改变,但无增殖性病变的症状:①任一象限中有多于 20 处视网膜内出血;②两个以上象限出现静脉串珠样改变;③至少一个象限出现显著的视网膜内微血管异常
增殖性视网膜病变	出现以下一种以上的改变:①新生血管形成;②玻璃体积血或视网膜前出血

（一）危险因素

糖尿病视网膜病变的主要危险因素如下:①血糖和血压水平;②糖尿病病程,糖尿病患者病程在 5 年,发生视网膜病变的比例约为 10%;病程在 10 年以上,发生视网膜病变的比例为 60%;病程在 25 年以上,发生视网膜病变的比例为 80%~90%;③血脂异常;④长期剧烈运动;⑤糖尿病合并妊娠会导致糖尿病视网膜病变加重。

（二）临床表现

糖尿病视网膜病变早期一般无明显症状,视力不受影响。大多数的糖尿病患者都会出现非增殖型视网膜病变。随着病程进展,当患者出现了影响视力的增殖型视网膜病变,会出现视力模糊,视力下降,视野缩小、不能看到眼睛两侧的东西,视物重影、眼前出现漂浮物或黑点,视物变形,部分患者可能出现颜色识别障碍或由于眼压增高引起疼痛,严重者可导致失明。

（三）预防和护理

糖尿病视网膜病变是经过相当长的时间逐渐形成的,因此通过各种方法控制视网膜病变也需要相当长的时间。

1. 控制血糖　由于高血糖的"记忆效应",当血糖恢复正常后,高血糖导致的微血管病变依然持续进展。因此,单纯控制血糖并不能阻止晚期视网膜微血管病变的进展。当血糖控制良好,视网膜病变进程可长期被抑制;相反,当血糖控制不佳,视网膜病变并不会因为以后的良好控制而缓解,这就要求从糖尿病患病早期开始持续严格的血糖控制。

2. 监测血压　糖尿病患者如果合并高血压,则更容易导致双目失明,因此在控制血糖的同时也要积极治疗高血压。

3. 控制血脂　视网膜脂质渗出与低密度脂蛋白和胆固醇密切相关,降低血脂有利于改变视网膜状态。

4. 定期做眼科检查　糖尿病患者每年需进行视力、眼压、眼底等眼科检查,出现视网膜病变后,需要更频繁的随诊,通常根据视网膜病变的严重程度而定。2 型糖尿病患者应在诊断后进行首次综合性眼检查。1 型糖尿病患者在诊断后的 5 年内应进行综合性眼检查。随后,无糖尿病视网膜病变者,至少每 1~2 年进行复查,有糖尿病视网膜病变者,则应增加检查频率。患有糖尿病的女性如果准备妊娠,应做详细的眼科检查,应告知妊娠可增加糖尿病视网膜病变的发生危险和(或)使其进展。妊娠的糖尿病患者应在妊娠前或第 1 次产检、妊娠后每 3 个月及产后 1 年内进行眼科检查(表 11-2)。

表 11-2　糖尿病视网膜病变随访计划

病变严重程度	随访时间
几个出血点或血管瘤	每年 1 次
轻度非增殖性视网膜病变	每年 1 次
中度非增殖性视网膜病变	每 3~6 个月 1 次
重度非增殖性视网膜病变	每 3 个月 1 次
黄斑水肿	每 2~4 个月 1 次
增殖性视网膜病变	每 2~3 个月 1 次
妊娠	每月 1 次

5. 对于出现增殖性视网膜病变的患者,建议到眼科做进一步的检查,必要时可以行局部光凝治疗或全视网膜光凝治疗。对于筛查中发现的中度及中度以上的非增殖期视网膜病变患者,应由眼科医师进行进一步分级诊断。

四、糖尿病神经病变

糖尿病神经病变(diabetic neuropathy, DN)是指糖尿病引起的神经损伤,其基本病变主要是轴突变性伴节段性或弥漫性脱髓鞘。糖尿病神经病变常累及周围神经和自主神经,严重时可侵犯脑和脊髓。糖尿病神经病变主要分为周围神经病变和自主神经病变。周围神经病变是指躯体远端的感觉和运动神经病变;自主神经病变是指支配内脏、血管和腺体的神经病变。糖尿病患者中 60%~90% 存在周围神经病变,甚至有部分糖尿病患者在确诊前就存在神经病变。

糖尿病周围神经病变根据不同的临床表现可分为四型:①远端对称性多发性神经病变,该病变是最常见的病变类型,表现为振动觉、针刺觉、压力觉、温度觉异常;②局灶性单神经病变,该病变可累及所有的外周和中枢颅神经纤维,出现眼球疼痛和眼睑下垂;③非对称性的多发局灶性神经病变,该病变同时累及多个单神经；④多发神经根病变，最常见的为腰段多发神经根病变。

糖尿病周围神经病变主要通过针刺痛觉、温度觉、10g尼龙丝压力觉、音叉振动觉和踝反射来进行筛查和分级，具体分级见表11-3。

表11-3　糖尿病神经病变分级

等级	异常神经传导数目	密歇根糖尿病神经病变计分（分）
0级（无神经病变）	0~1	0~6
1级（轻度神经病变）	2	7~12
2级（中度神经病变）	3~4	13~29
3级（重度神经病变）	5	30~45

糖尿病自主神经病变则常累及消化系统、泌尿生殖系统、心血管系统等，引发相应的临床症状。

（一）危险因素

糖尿病神经病变的主要危险因素包括吸烟、高血压、高血糖和糖尿病病程等，糖尿病病程越长，患糖尿病神经病变的概率越大。

（二）临床表现

1. 糖尿病周围神经病变常起病隐匿，进展缓慢，通常下肢较上肢更为常见，主要表现如下。

（1）肢体麻木或疼痛，以双侧对称性多见；有踩棉花感，站立不稳，行走时感觉不到脚的存在等。

（2）感觉异常，有蚁行感、针刺感、触电感或灼烧感，感觉手足极冷或极热，呈手套或袜套样感觉过敏，通常夜间症状更为明显；触觉过度敏感，部分患者甚至不能忍受棉被压在肢体上。

（3）感觉减退，保护性感觉丧失，不能感觉到疼痛、冷热，常出现肢体的损伤而不自知。

（4）其他类型的周围神经病变还可能表现为眼球疼痛、眼睑下垂、肌无力或肌萎缩、一侧大腿严重疼痛等症状。

2. 糖尿病自主神经病变根据累及的部位不同，可出现不同的临床表现。

（1）消化系统自主神经病变：可出现上腹部饱胀感，胃部不适，呃逆，吞咽困难等症状，即使吃少量食物仍有饱腹感，称为胃轻瘫；便秘或腹泻，或便秘、腹泻交替存在，肛门括约肌舒缩功能障碍引起大便失禁等症状。

（2）心血管系统自主神经病变：出现直立性低血压或晕厥，静息状态下心动过速；冠状动脉舒缩功能障碍，出现无痛性心肌梗死，在严重心肌缺血时也感觉不到胸痛或心绞痛，导致心搏骤停或猝死。

（3）泌尿生殖系统自主神经病变：表现为排尿异常，患者常在膀胱无尿时想排尿，膀胱充盈时却感觉不到尿意，出现尿潴留或残余尿增多。膀胱括约肌功能异常导致尿频、尿急、小便淋漓不尽、尿失禁、尿路感染等。还可能出现性欲减退、月经不调等生殖系统症状。

（4）体温调节与出汗异常：出现少汗、无汗，半身出汗或半身无汗，在夜间或进食时大量出汗，足部皮肤干燥；体温随外界温度上下波动，皮温过冷或过热。

（三）预防和护理

1. 控制血糖　积极控制血糖并保持血糖稳定是预防和治疗糖尿病周围神经病变最重要的措施。

2. 定期进行神经病变的筛查　所有 2 型糖尿病患者确诊时和 1 型糖尿病患者诊断 5 年后，应进行糖尿病神经病变筛查。随后至少每年筛查 1 次。

3. 加强足部的护理与检查　糖尿病周围神经病变的患者常由于感觉减退而不能感受到疼痛、冷、热等保护性的感觉，发生足部损伤而不自知。因此对于存在糖尿病周围神经病变的患者，应进行足部护理教育，定期检查双足，避免易导致足部损伤的因素，如赤足行走、使用热水袋、烤火等。

4. 神经修复、改善微循环、抗氧化应激等对症治疗　通过刺激轴突再生、提高神经细胞的血液供应及增加神经营养血管的血流量来减轻患者的症状。

5. 自主神经病变的治疗　①考虑短期使用甲氧氯普胺（胃复安）等治疗糖尿病性胃轻瘫。②勃起功能障碍的治疗：除了控制其他危险因素如高血压和血脂异常外，主要治疗药物为磷酸二酯酶 5 型抑制剂，可以作为一线药物。其次，经尿道前列腺素海绵体内注射疗法、真空缩窄装置、阴茎假体植入均可以改善患者的生活质量。

五、糖尿病下肢血管病变

糖尿病下肢血管病变主要是下肢动脉病变。下肢动脉病变是外周动脉疾病的一个组成成分，表现为下肢动脉的狭窄或闭塞。与非糖尿病患者相比，糖尿病患者更常累及股深动脉及胫前动脉等中小动脉。其主要病因是动脉粥样硬化，但动脉炎和栓塞等也可导致下肢动脉病变，因此糖尿病患者下肢动脉病变通常是指下肢动脉粥样硬化性病变（LEAD）。LEAD 的患病率随年龄的增大而增加，糖尿病患者与非糖尿病患者相比，发生 LEAD 的危险性增加 2 倍。依据调查方法和调查对象的不同，LEAD 的患病率报道不一。在我国，多次大样本的调查显示，根据踝肱指数（ankle brachial index, ABI）检查结果判断，50 岁以上合并至少一种心血管危险因素的糖尿病患者中，五分之一左右的患者合并 LEAD。

LEAD 与冠状动脉疾病和脑血管疾病等动脉血栓性疾病常同时存在,故 LEAD 对冠状动脉疾病和脑血管疾病有提示价值。LEAD 对机体的危害除了导致下肢缺血性溃疡和截肢外,更重要的是这些患者的心血管事件的风险性明显增加,死亡率更高。LEAD 患者的主要死亡原因是心血管事件,在确诊 1 年后心血管事件发生率达 21.1%,与已发生心脑血管病变者再次发作风险相当。

（一）LEAD 的筛查

对于 50 岁以上的糖尿病患者,应该常规进行 LEAD 筛查。伴有 LEAD 发病危险因素（如合并心脑血管病变、血脂异常、高血压、吸烟或糖尿病病程 5 年以上）的糖尿病患者应该每年至少筛查 1 次。对于有足溃疡、坏疽的糖尿病患者,不论其年龄,应该进行全面的动脉病变检查及评估。

LEAD 一经诊断,临床上应该进行 Fontaine's 分期（表 11-4）。

表 11-4　下肢动脉粥样硬化性病变（LEAD）的 Fontaine's 分期

分期	临床评估
Ⅰ	无症状
Ⅱa	轻度间歇性跛行
Ⅱb	中到重度间歇性跛行
Ⅲ	缺血性静息痛
Ⅳ	缺血性溃疡或坏疽

（二）LEAD 的预防及护理

1. 糖尿病性 LEAD 的预防

（1）糖尿病患者健康教育可以预防 LEAD 发生：对于 LEAD 患者,可以改善患者的下肢运动功能,改善患者的身体状况；简要的心理干预可以改善患者的步行行为,增加无痛性行走距离,提高患者的生活质量。

（2）糖尿病性 LEAD 的一级预防：筛查糖尿病性 LEAD 的高危因素,早期干预,即纠正不良生活方式,如戒烟、限酒、控制体重,以及严格控制血糖、血压、血脂。这有助于防止或延缓 LEAD 的发生。年龄 >50 岁的糖尿病患者,尤其是合并多种心血管危险因素者,都应该口服阿司匹林以预防心血管事件。对于阿司匹林过敏或合并溃疡者,可服用氯吡格雷。

（3）糖尿病性 LEAD 的二级预防：对于有症状的 LEAD 患者,在一级预防的基础上,指导患者运动康复锻炼,时间至少持续 3~6 个月及给予相应的抗血小板药物、他汀类调脂药、ACEI 及血管扩张药物治疗,可以改善患者的下肢运动功能。

（4）糖尿病性 LEAD 的三级预防：主要针对慢性严重肢体缺血患者，即临床上表现为静息痛或缺血性溃疡的患者。由于严重肢体缺血患者血管重建术后 3 年累积截肢或死亡率高达 48.8%，远高于间歇性跛行患者（12.9%），因此，其治疗的最终目的是减轻缺血引起的疼痛、促进溃疡愈合、避免因肢体坏死而导致的截肢、提高生活质量。

2. 糖尿病性 LEAD 的护理

（1）讲述糖尿病性 LEAD 规范管理三级预防计划，加强足部颜色、真菌感染、足背动脉搏动、肢体麻木等的观察和自我护理。

（2）告知患者要观察降糖、降压、降脂、改善微循环、营养神经等药物的不良反应。

（3）告知患者要纠正不良生活方式，如戒烟、限酒、严格控制血糖，以及控制体重、血压、血脂等。血糖控制目标为餐前血糖在 4.4~7.2mmol/L，餐后血糖 <10.0mmol/l，HbA1c<7.0%；血压控制目标为 <140/80mmHg；血脂控制目标为低密度脂蛋白胆固醇 <2.1mmol/L。

（4）告知患者每日要检查双足，洗足水温度不超过 37℃，不泡足。选择合适的鞋袜，正确修剪趾甲，忌赤脚穿拖鞋，不用热水袋。对于小水疱和擦伤，先用清水彻底清洗受伤处，然后用无菌纱布包扎。严禁使用硬膏、鸡眼膏接触伤口，若伤口在 2~3d 未愈合，局部皮肤肿胀、发红、发热，应及时治疗。

六、糖尿病足

糖尿病足（diabetic foot，DF）是指发生在糖尿病患者的，与局部神经异常和下肢远端外周血管病变相关的足部感染、溃疡和（或）深层组织破坏。它通常是指发生在踝关节或踝关节以下的组织发生改变。糖尿病足是糖尿病最严重的和治疗费用最高的慢性并发症之一，也是目前成人非创伤性截肢的首位原因。根据糖尿病足溃疡发生的危险因素，可将其分为神经性溃疡、缺血性溃疡及神经 – 缺血性溃疡（混合性溃疡）。神经性溃疡是指由神经系统病变引发局部感觉功能丧失，加上各种外伤因素导致足部溃疡的形成。缺血性溃疡是指由于下肢与足部血管病变，局部缺血而导致组织坏死，进一步出现溃疡。在国外，神经性溃疡最为多见，我国则以混合性溃疡为主。

目前临床上糖尿病足最常用的分级方法为 Wagner 分级，该分级方法根据组织损伤的严重程度将糖尿病足分为 0~5 级（表 11–5）。

表 11-5　糖尿病足 Wagner 分级

分级	临床表现
0 级	皮肤完整,有溃疡发生的危险因素
1 级	表皮损伤,但未涉及皮下组织
2 级	全皮层损伤,累及皮下组织,可有骨骼、肌腱外露
3 级	全皮层损伤,合并急性感染、脓肿或骨髓炎
4 级	前足部分坏疽
5 级	全足坏疽

(一)危险因素

糖病足的危险因素:①糖尿病病程超过 10 年;②高龄;③糖尿病视网膜病变、严重肾衰竭、肾移植或心血管疾病病史;④血糖控制不佳;⑤足部畸形、胼胝、关节活动度受限;⑥保护性感觉缺失;⑦下肢皮肤干燥、皲裂;⑧不合适的鞋、袜,不讲究足的卫生;⑨吸烟;⑩既往有过足溃疡或截肢;⑪ 视力差,难以发现足部疾病;⑫ 肥胖;⑬ 个人及社会经济因素,如社会经济条件差、老年或独居、依从性差、疏忽、知识缺乏等。

(二)临床表现

神经性病变的临床表现:早期主要表现为足部皮肤干燥、无汗、裂纹、脱屑及色素沉着。神经性溃疡的发生多数是由于患者存在神经系统病变,对冷、热、疼痛等保护性的感觉缺失,加之疏忽或缺乏相关知识,导致足部意外伤害(如锐器刺伤、切割伤、搔抓导致皮肤破溃、修剪指甲不当、加热器导致的烧烫伤等),或由于足部畸形、行走姿势不正确、不适合的鞋袜导致的局部压力分布不均而形成。神经性溃疡通常发生在足跟或骨性凸起的部位,溃疡面常为圆洞形,边缘清晰,多数有胼胝。

缺血性病变的临床表现:早期主要表现为足部麻木、皮肤发凉等缺血症状,在活动后有疼痛感,出现间歇性跛行;中期主要表现为足部静息痛;晚期主要表现为组织缺损,包括足部溃疡、足部组织坏疽,严重时可能合并感染。缺血性溃疡是由下肢动脉硬化闭塞所致,皮肤颜色常发生改变,表现为苍白或发紫、发黑,足背动脉搏动减弱或消失,皮肤温度低。缺血性和神经 - 缺血性的溃疡更常发生于趾尖或足的两侧。

(三)预防和护理

糖尿病足的治疗困难且花费巨大,但通过合理正确的预防,能有效地避免。预防糖尿病足的关键在于定期检查并识别足病危险因素;去除和纠正容易引起溃疡的因素;穿着合适的鞋袜;教育患者及家属如何进行足部保护。应对所有的糖尿病患者的足部进行定期检查,包括足部有无畸形、胼胝、溃疡、皮肤颜色变化;足背动脉和胫后动脉搏动、皮肤温度及是否有感觉异常等。如果患者足部动脉搏动正常,尼龙丝触觉正常,没有足畸形及明显的糖尿病慢性并发症,这类患者属于无足病危险因素的患者,可进行一般的糖尿病足预防教育。

1. 足部自检 每天检查足,包括足趾间;如果患者本人不能自行检查,需请他人予以帮助(如果视力受损,糖尿病患者不应自行检查足部);同时每天检查鞋的内部。

2. 洗脚 每天洗脚,水温通常低于 37℃,洗脚后要仔细擦干,特别是足趾间;每天更换袜子。

3. 足部保暖 不要用加热器或暖水瓶暖脚;应使用空调、暖气等设备提高整个房间温度来保暖。

4. 足部皮肤问题的处理 应由专业人员修剪足部角化组织和胼胝,不应用化学试剂或膏药去除角化组织或胼胝;对于干燥的皮肤,应使用润滑油和护肤软膏,但不能在足趾间使用。

5. 预防足外伤 避免赤足在室内外行走或赤足穿鞋;如果出现水疱、开裂、割破、抓破或疼痛,患者应立即告知医务人员。

6. 指导患者正确修剪指甲的方法 平直地修剪趾甲,应分为 6~8 次圆弧式修剪,深浅适中,不宜剪得过深、过圆。

7. 选择合适的鞋袜 鞋不能太紧或太松,不要穿边缘粗糙和接缝不平的鞋。鞋的内部应比足大 1~2cm。内部的宽度应与跖趾关节处足的宽度一致,而高度应使足趾有一定空间。如果由于足部畸形感觉太紧,或存在足部受压的表现(如充血、胼胝、溃疡),患者应定制特殊的鞋垫和矫形器。建议多双鞋交替穿,避免同一部位长期受压。穿接缝向外或没有接缝的袜子,不要穿过紧的袜子或长袜。

8. 定期到医院进行全面的足部检查 糖尿病患者至少每年进行足部检查 1 次,高危人群至少每 3 个月检查 1 次。足底有溃疡者可以每 1~3 周复查 1 次,根据病情随时就诊。

第十二章　特殊人群的糖尿病管理

第一节　儿童和青少年糖尿病管理

近年来,糖尿病发病逐渐趋于低龄化,儿童和青少年糖尿病的发病率呈明显上升趋势,与普通糖尿病患者相比,儿童和青少年糖尿病患者群的特殊性主要体现在两个方面:一是儿童和青少年正处在生长发育的重要时期;二是其依从性差,缺乏自我管理能力。因此,此类人群的糖尿病管理关键强调早期筛查、持续联合管理、心理支持。

一、儿童和青少年糖尿病类型与疾病特点

(一)儿童和青少年糖尿病常见类型

1. 1型糖尿病　1型糖尿病是指因胰岛 β 细胞功能丧失而导致胰岛素绝对缺乏,患者需要终身依靠外源性胰岛素维持生命。在儿童和青少年糖尿病患者中,80%~90% 为1型糖尿病,且发病率在全球呈逐年上升趋势。虽然我国儿童和青少年1型糖尿病的发病率较其他国家低,但我国人口基数大,整体状况不容乐观。我国的调查研究显示,10~14 岁年龄段的糖尿病发病率最高,且女孩的发病率稍高于男孩。

2. 2型糖尿病　肥胖是2型糖尿病发病的危险因素之一,由于生活水平的提高和生活方式的改变,儿童和青少年肥胖症的发病率越来越高,导致2型糖尿病的患者人群低龄化,儿童和青少年2型糖尿病的患病率也随之增高。

(二)儿童和青少年糖尿病疾病特点

1. 1型糖尿病

(1)一般临床特点:多数1型糖尿病患者起病急,起病时体重正常或减轻,"三多一少"症状(多尿、多食、多饮、消瘦)较为典型,多数患者可由感染、情绪激动、饮食不当等原因诱发,易发生酮症酸中毒或以酮症酸中毒起病,较少发生心脑血管事件,需依赖外源性胰岛素生存。

(2)特殊临床特点:其病情发展有一定的规律,可分为4个期:急性代谢紊乱期、蜜月期(缓解期)、糖尿病强化期和永久性糖尿病期。

2. 2型糖尿病

(1)一般临床特点:多数患者起病隐匿、缓慢,多超重或肥胖,但有逐渐消

瘦的现象,有的伴视力下降,"三多一少"症状一般不典型或无症状,等有明显症状时,其病程一般已在半年至 1 年以上。酮症酸中毒较少见,发生心脑血管事件的概率较高,不需依赖外源性胰岛素生存。

（2）特殊临床特点:与成人 2 型糖尿病不同的是,儿童的胰岛 β 细胞功能衰减的速度更快,更早出现糖尿病并发症。如果患者超重或肥胖多年,常可并发高血压、高血脂、脂肪肝、眼底病变、肾功能损害、睡眠呼吸障碍等。

二、儿童和青少年糖尿病管理的目标

儿童和青少年糖尿病绝大多数为 1 型糖尿病,目前无法根治,为终身性疾病,需终身使用外源性胰岛素维持生命,而且血糖波动大,不易控制,易发生各种急、慢性并发症,同时因处于生长发育的关键阶段,因此这类人群的糖尿病管理目标与成人不尽相同,主要体现在以下几个方面。

1. 血糖控制达标,避免症状性高血糖症和低血糖症及各种急、慢性并发症的发生,提高生活质量,使患者接近正常人的预期寿命。《中国 2 型糖尿病防治指南（2017 年版）》推荐,儿童和青少年 2 型糖尿病患者血糖控制目标是空腹血糖 <7.0mmol/L, HbA1c 尽可能控制在 6.5% 以下。

2. 为患者及其家属提供糖尿病相关知识的宣教,使其掌握糖尿病管理知识,提高糖尿病管理能力。

3. 维持患者正常的生长与发育。

4. 预防患者及其家属由于疾病产生的心理问题,保持心理健康。

5. 对儿童和青少年 2 型糖尿病患者来说,应强调生活方式的改变,管理饮食,加强运动。

三、儿童和青少年糖尿病管理对策

（一）治疗方式

1. 胰岛素治疗　由于 1 型糖尿病患者的胰岛功能几乎完全丧失,胰岛素分泌绝对不足,因此需终身胰岛素替代治疗以维持生命。胰岛素治疗方案的制订应根据患者的病情、经济能力、接受情况等方面综合考虑。目前常用的胰岛素注射方案有两种。

（1）强化胰岛素治疗方案

1）基础 + 餐时胰岛素治疗方案:即"三短一长"治疗方案,是目前最常用的治疗方案,这种治疗方案可模拟生理性胰岛素分泌模式。方案的具体内容:三餐前注射短效胰岛素或速效胰岛素类似物,睡前注射中效胰岛素或长效胰岛素或其类似物。

2）胰岛素泵治疗方案:即通过胰岛素输入装置,将胰岛素持续输注到皮下,模拟生理性胰岛素分泌模式,可较好地控制血糖并可有效减少低血糖的发生。但该方案对患者的自我管理能力和自我管理意愿有一定的要求。

(2)非强化胰岛素治疗方案

1)基础方案:即每天注射1次中效或长效胰岛素或其类似物,这种方案仅适用于少数处于蜜月期的1型糖尿病患者,一般不推荐1型糖尿病患者使用此方案。

2)预混方案:即每天注射2次(早餐前、晚餐前)预混胰岛素,适用于处于蜜月期或对强化治疗方案不能耐受的1型糖尿病患者,一般仅限于短期使用。

2. 口服降糖药 一般用于儿童和青少年2型糖尿病患者,少数用于1型糖尿病患者的辅助治疗。2型糖尿病患者起始药物治疗可以单用二甲双胍或胰岛素,或两者联合使用。二甲双胍剂量从500mg/d开始,每周增加500mg,3~4周增加到1 000mg/次,2次/d。如果存在糖尿病症状、严重高血糖,或存在酮症(糖尿病酮症酸中毒),则需要胰岛素治疗。

(二)血糖控制目标

1. 血糖 1型糖尿病患者的血糖波动较大且不易控制,降低高血糖和防止低血糖是其血糖控制的主要任务,血糖控制目标为在尽可能减少低血糖发生风险的情况下使血糖接近正常水平。血糖控制目标的具体制订应根据患者的年龄、疾病状况、自我管理能力等多方面综合考虑,遵循个体化原则。一般情况下的血糖控制目标见表12-1。

表12-1 儿童和青少年1型糖尿病患者血糖控制指标

项目	时间点	正常	理想	一般	高风险
HbA1c(%)		<6.1	<7.5	7.5~9.0	>9.0
血糖(mmol/L)	空腹或餐前	3.9~5.6	5.0~8.0	>8.0	>9.0
	餐后	4.5~7.0	5.0~10.0	10.0~14.0	>14.0
	睡前	4.0~5.6	6.7~10.0	10.0~11.0 或 <6.7	>11.0 或 <4.4
	凌晨	3.9~5.6	4.5~9.0	>9.0 或 <4.2	>11.0 或 <4.0

注:参考《中国1型糖尿病诊治指南(2013年版)》

2. HbA1c 与成人的HbA1c控制目标<7.0%不同,儿童和青少年糖尿病患者的控制目标可适当放宽,以避免低血糖的发生,一般来说HbA1c控制在<7.5%即可。

(三)血糖监测

血糖监测是达到血糖理想控制目标和减少糖尿病相关终点事件的重要手

段,是接受胰岛素治疗的患者必须掌握和进行的技术操作。尤其对1型糖尿病患者来说,更应强调血糖监测的重要性,其中餐前血糖和睡前血糖监测尤为重要,以便及时调整餐前胰岛素剂量和避免夜间低血糖的发生。血糖监测的具体方法和方案见本书第十章。

(四)饮食管理

1型糖尿病患者饮食管理的目标是通过合理膳食改善代谢水平,延缓或减轻相关并发症的发生、发展,同时保证患者正常的生长和发育。

饮食管理的具体内容:每日热量需要量=1 000+年龄×(80~100),10岁以内取括号内的高值(100),10岁以上取括号内的低值(80),如果进行大运动量锻炼,每日热量增加10%~20%。饮食控制以维持标准体重、纠正已发生的代谢紊乱和减轻胰岛β细胞的负担为原则。6~12岁儿童为900~1 200kcal/d,13~18岁则为1 200kcal/d以上。推荐每日碳水化合物供能比为45%~60%;脂肪供能比为25%~30%;蛋白质供能比为15%~20%。提倡高蛋白、高维生素、低脂肪饮食。多食禽、鱼肉及牛奶,脂肪以植物油(不饱和脂肪酸)为主,避免肥肉和动物油,克服吃零食的不良饮食习惯。避免高糖食物,多吃纤维素丰富的食物,烹调以清淡为主。在胰岛素作用高峰点,可少量进食含糖量低的水果,如番茄、黄瓜、猕猴桃等。饮食遵循定时定量、少量多餐的原则,方法为一日三次主餐和三次加餐,但要注意进餐时间应与胰岛素注射及作用时间相匹配。鼓励年长儿童坚持膳食记录,发挥其主观能动性,建立良好的饮食习惯及坚持治疗的信心。

(五)运动锻炼

运动锻炼是维持儿童和青少年正常生长发育、增强免疫力和控制血糖的一项重要方式,所以应鼓励患者每天坚持锻炼,循序渐进,规律进行。运动方式和运动量的选择应该个体化,根据性别、年龄、体型、体力、运动习惯和爱好制订适当的运动方案。运动方式可以是有氧运动、力量锻炼或柔韧性训练,包括快走、慢跑、跳绳、游泳、举杠铃、击打沙袋等。每天坚持锻炼至少30min,每周至少150min。运动时要注意安全性,随身携带糖果以防低血糖的发生;已有视网膜、肾并发症者不宜做剧烈运动;代谢控制不良的患儿不宜过度锻炼,否则易诱发酮症酸中毒;剧烈运动前应适当加餐或适当减少胰岛素用量。

(六)急、慢性并发症的预防

儿童和青少年糖尿病患者常见的并发症为低血糖、糖尿病酮症酸中毒、感染、血管病变和神经病变等,为预防及延缓并发症的发生、发展,应做到以下几点。

1. 加强血糖监测,及时发现血糖异常　2型糖尿病患儿也应进行SMBG,频率应根据血糖控制状况个体化,主要测量空腹血糖和餐后血糖。一旦血糖达标,可根据治疗方案及代谢控制水平调整监测次数。

2. 定期复查相关项目　一般每 2~3 个月到糖尿病门诊做 1 次复查,具体复查时间应据检查项目而定。

(1)每 2~3 个月复查时,测量身高、体重、血压、尿糖、酮体等。每年至少测 2 次 HbA1c,如果使用胰岛素治疗或血糖控制未达标,则每 3 个月测定 1 次。

(2)每 6 个月至 1 年复查时,检查眼底、肾功能、血脂、C 肽水平等,以及早发现并发症。

(七)心理疏导

心理疏导是儿童和青少年糖尿病患者综合治疗中的一个重要部分,是保证其健康成长的关键。由于其需终生使用胰岛素治疗、每日多次监测血糖及血糖控制不良,以致会出现情绪低落、焦虑、抑郁、恐惧、孤独、易伤感、认知障碍、进食障碍和行为障碍等。针对患儿不同年龄发展阶段的特征,提供长期的心理支持,帮助患儿保持良好的心理状态,建立良好的人际关系以减轻心理压力,及时与患儿家长沟通,告知最新治疗进展,让他们增强信心,积极主动配合治疗及护理。

(八)自我管理

由于儿童和青少年疾病的特殊性(胰岛功能差、血糖波动大、有酮症倾向等)及年龄低、自我管理能力差,需强调父母或监护人在糖尿病管理中的作用,同时应教会家庭中至少一名家庭成员掌握糖尿病管理相关知识。

第二节　老年糖尿病管理

一、老年糖尿病的定义及特点

(一)老年糖尿病的定义

老年糖尿病是指 60 岁以后发生的糖尿病或者是 60 岁以前发病而延续到 60 岁以后的老年患者。老年糖尿病的诊断同一般糖尿病患者,不论有无典型的临床症状,餐后 2h 血糖 ≥ 11.1mmol/L,空腹血糖 ≥ 7.0mmol/L,随机血糖 ≥ 11.1mmol/L 即可诊断为糖尿病。

(二)老年糖尿病的临床表现

老年人口渴中枢不如中青年人敏感,不易出现口渴、多饮,在老年糖尿病患者中有"三多一少"典型症状的仅占 20%~40%,且程度轻微,常被忽视,多数患者在体检或因其他原因就诊时发现。虽然老年糖尿病患者的典型症状不明显,但常有轻度口渴、尿频、多汗、乏力、易疲劳、外阴及皮肤瘙痒等症状,虽然这些症状在非老年糖尿病患者中被视为非特异性症状,但应视为老年糖尿病患者的典型症状之一。如出现以上 2 项症状,应怀疑老年患者患有糖尿病的可能。

(三)老年糖尿病的特点

1. 我国的老年糖尿病绝大多数为 2 型糖尿病。

2. 60 岁前诊断的老年糖尿病患者糖尿病病程较长,合并糖尿病慢性并发症及合并症的比例高。60 岁以后新发糖尿病患者症状多不典型,血糖相对易于控制,存在糖尿病并发症的比例相对较低,但合并代谢异常及脏器功能受损情况多见。因此,应重视对老年糖尿病患者的全面综合评估及对并发症、合并症的筛查。

3. 部分老年糖尿病以并发症为首发表现,如高血糖高渗状态、心脑血管意外、视力改变等。老年糖尿病患者急性并发症症状不典型,易误诊或漏诊。

4. 老年糖尿病患者常伴有动脉粥样硬化性心血管疾病的危险因素聚集,如肥胖、血脂异常、高血压、高尿酸血症、高凝状态、高同型半胱氨酸血症等,心、脑、下肢血管等大血管病变的患病率高。

5. 老年糖尿病患者病情复杂,器官功能逐渐衰退,发生并发症的风险高。

6. 老年糖尿病患者易合并肿瘤及呼吸系统、消化系统疾病等。

7. 老年糖尿病患者常为多病共存,需要服用多种治疗药物,需要关注和了解药物间的相互作用和影响,避免不合理用药。

8. 老年糖尿病患者对低血糖的耐受较差,易出现无意识低血糖、夜间低血糖及严重低血糖,反复、严重低血糖会增大老年糖尿病患者治疗的难度,导致认知障碍,甚至诱发严重的心脑血管事件。

9. 随着年龄的增长,老年糖尿病患者的视力、听力、理解力、认知、自我管理能力、运动能力及耐力下降,加之肌少症及平衡能力下降,更容易出现运动伤及跌倒,因此应予以特殊关注。

总之,对于老年糖尿病患者而言,治疗方案应更有针对性,更符合个体情况,更重视安全性。

二、老年糖尿病的常见并发症

(一)急性并发症

1. 高渗性非酮症性高血糖昏迷　因老年人口渴中枢灵敏性降低而渴感减退,再加上认知障碍,在血糖较高的情况下又未及时补充水分,易引起脱水,在感染、胰岛素中断治疗等诱因下,会导致高血糖高渗状态,病死率较高。

2. 酮症酸中毒　多因停用胰岛素或出现感染、外伤等应激情况时诱发,但发生率并不比非老年患者高,一旦发生则病情较重、预后差。

3. 乳酸性酸中毒　常见于严重缺氧及肾功能不全的患者。随着年龄增长,老年人常伴肝、肾功能减退,服用双胍类药物时易导致药物在体内蓄积,发生乳酸性酸中毒。

老年糖尿病急性并发症死亡率较高,需要及时启用胰岛素治疗。

（二）慢性并发症和合并症

老年糖尿病患者因年龄较大,常伴有多种慢性并发症。慢性并发症是老年糖尿病防治的重点,其中大血管病变（心、脑血管并发症）是老年糖尿病患者致死的主要原因。老年糖尿病视网膜病变者占 35%~40%,且随着年龄的增大而增加,视网膜病变常与糖尿病肾病并存,下肢血管病变也较非老年患者高且严重。由于老年糖尿病患者周围循环功能较差,且并发周围神经病变,常因机械压力、化学、物理等因素损伤伴感染而形成糖尿病足。

（三）低血糖

年龄是发生严重低血糖的独立危险因素。老年糖尿病患者发生低血糖的风险增加,加之感知低血糖的能力和低血糖后的自我调节和应对能力减弱,更容易发生无意识低血糖、夜间低血糖和严重低血糖,出现临床不良后果,如诱发心脑血管事件、加重认知障碍甚至死亡。诱因多为胰岛素过量,使用磺脲类降糖药的同时使用使药效增强的药物,或降糖药在体内积蓄等。低血糖症状常表现为乏力和精神症状,老年人对低血糖的耐受性差,伴有认知功能障碍、自主神经病变、或服用 β 受体阻滞剂、或有反复低血糖发作史的患者尤其需要警惕严重低血糖的发生,应适当放宽血糖的控制目标,尽量选用低血糖风险低的降糖药,如二甲双胍、α- 糖苷酶抑制剂、DPP-4 抑制剂等,并严密监测血糖变化。

（四）老年综合征

老年糖尿病患者易于出现包括谵妄、晕厥、痴呆、听力障碍、睡眠障碍、帕金森综合征、跌倒、便秘、尿失禁、压疮、营养不良、疼痛、抑郁症、药物滥用和衰弱综合征在内的老年综合征,严重影响患者的生活质量和预期寿命,增加了糖尿病管理的难度。对此类患者更需要全面评估后慎重考虑治疗获益与风险的平衡,确定以改善生活质量为主的安全治疗策略。其中,老年糖尿病患者抑郁症和痴呆的发生率明显增加,建议对 65 岁以上的糖尿病患者每年进行 1 次认知功能的筛查。

三、老年糖尿病患者的管理对策

老年糖尿病患者治疗和管理的目的是控制代谢水平,预防并延缓急、慢性并发症的发生,提高生存质量,延长寿命。

1. 药物治疗　由于老年糖尿病患者所患的主要为 2 型糖尿病,一般首选口服降糖药。老年糖尿病患者因合并多种疾病,通常会同时服用多种药物,加之随着年龄增长常伴有多器官功能不全(心、肾、肝、肺功能不全),药物间的相互作用及肝、肾功能减退易导致药物的蓄积,增加不良反应发生的风险,如加重肝、肾功能损害,发生药物性低血糖等。因此,选择降糖药时必须考虑各种药物的安全性。药物控制不良时应及早启用胰岛素控制血糖,且从小剂量开始,缓慢调节剂量,一般 3~4d 调整 1 次,每次不超过 8U。

由于老年糖尿病患者认知功能、自我管理能力均有所下降,因此为其制订的降糖方案在遵循个体化原则的基础上,应简单易执行,以利于提高自我管理能力和治疗依从性。

2. 血糖管理　由于老年人对低血糖的耐受较差,低血糖可诱发心、脑血管事件,甚至导致死亡。对相对健康的老年糖尿病患者,如果仅使用低血糖风险低的口服降糖药治疗,可以考虑将 HbA1c 控制到接近正常水平;对健康中度受损或健康状态差的老年糖尿病患者,可以酌情放宽血糖的控制目标,但应避免高血糖引发的症状及可能出现的急性并发症,一般情况下空腹血糖 <7.0mmol/L,餐后血糖 <10.0mmol/L 即可。其他老年糖尿病患者仍应严格控制血糖,控制目标一般为空腹血糖 <6.1mmol/L,餐后血糖 <8.0mmol/L。血糖控制标准应根据患者具体情况综合考虑。

3. 血压、血脂管理　老年糖尿病患者在控制血糖达标的同时,也应注重血压、血脂的管理。老年糖尿病患者血压应控制在 140/90mmHg 以下,关于降压方式,应首先从非药物方式开始,如限盐饮食、戒烟限酒、体育锻炼。若 6 周的单一非药物性治疗未能达到降压目标时,应开始药物治疗。冠心病与高血脂密切相关,降脂治疗可降低心血管病发病率和病死率。

4. 饮食管理　饮食治疗是糖尿病治疗的基础,饮食治疗的总原则是控制每日的总热量、均衡饮食。由于老年患者易发生低血糖且对低血糖的耐受较差,因此饮食控制不宜过于严格。同时老年患者在饮食方面有很多特殊性,如咀嚼困难、消化功能差、排便困难等,因此老年患者在保证充足的营养同时,饮食应以清淡、易消化为主,多进食全谷类食品、豆类和蔬菜,增加饮食中纤维素的含量,尤其是可溶性纤维素的含量,可有效降低血糖和血脂。老年糖尿病患者一般抵抗力较差,需增加蛋白质尤其是优质蛋白的摄入。其他具体饮食治疗注意事项详见本书第六章。

5. 运动管理　运动有利于控制血糖、改善胰岛素敏感性、降低血压、改善血脂,提高患者的生存质量,降低死亡率。老年糖尿病患者首选低强度的运动方式,如散步、打太极拳等,运动时需有人陪伴,以免发生意外,尤其是年龄 >80 岁及有跌倒史的患者。由于老年糖尿病患者常合并心、脑血管疾病及视网膜病变,且身体各器官随年龄增长自然衰竭,身体状况较差,因此不宜做剧烈运动。运动的其他注意事项详见本书第四章。

6. 健康教育　进行糖尿病知识宣教,指导患者合理饮食、规律锻炼、保护足部,严格遵医嘱用药,不得擅自更改药物种类、剂量或停药;加强对患者口服药的服用方法、胰岛素的注射技术、自我血糖监测方法及注意事项的指导。目前,市场上保健品琳琅满目、五花八门,应指导患者不要轻易被广告宣传误导。对听力、视力、认知功能障碍及生活不能自理的患者,应加强对其照顾者的糖尿病教育。

7. 心理护理　老年患者由于独居、合并多种疾病、血糖控制不理想、常年疾病缠身及沉重的经济负担等,容易产生焦虑、抑郁、倦怠等心理。医护人员应与患者多沟通,耐心解释,调动患者的积极性,使其树立治疗疾病的信心。

8. 生活护理　对活动受限、长期卧床患者,做好皮肤管理,防止压疮的发生;保持口腔、会阴卫生,保持皮肤黏膜完整,预防感染;对年龄较大、有视网膜病变或有跌倒史的患者,应注意防止跌倒、坠床;对有糖尿病足的患者,在积极控制血糖的同时,应定时换药,严密观察创面。

总之,在老年糖尿病的管理中,应强调平稳、个体化及综合危险因素的全面控制。在临床治疗中,应以个体化治疗为原则,注重血糖的综合管理,从而改善糖尿病患者的预后,最终达到提高生活质量、延长生存寿命、减少并延缓并发症发生、降低死亡率的目的。

第三节　妊娠糖尿病管理

一、相关概念

妊娠前已有糖尿病者称为糖尿病合并妊娠;在妊娠期间首次发生或发现的糖耐量减低或糖尿病称为妊娠糖尿病。一般情况下糖尿病合并妊娠的患者血糖波动较大,血糖较难控制,大多数患者需使用胰岛素控制血糖。妊娠糖尿病患者的血糖波动相对小,血糖较易控制,多数患者通过生活方式干预即可使血糖得到良好控制,仅部分患者需使用胰岛素。

二、糖尿病对妊娠及对胎儿和新生儿的影响

1. 糖尿病对妊娠的影响　糖尿病孕妇易发生自然流产、早产、死胎、羊水过多、妊娠高血压综合征、感染、酮症酸中毒、产道损伤、产道出血等。

2. 糖尿病对胎儿和新生儿的影响　妊娠糖尿病可导致胎儿在宫内发育异常;使胎儿宫内死亡率和新生儿病死率增高;巨大儿发生率增加;由于宫内缺氧,可影响新生儿智力;影响胎儿肺成熟,导致新生儿呼吸窘迫综合征;新生

儿低血糖、低钙血症、低镁血症、高胆红素血症、红细胞增多症和高黏血症等发生的风险增加。

三、妊娠糖尿病的筛查

（一）筛查对象

凡具有 1 个以上高危因素的孕妇都应作为筛查对象，包括高龄孕妇、不良孕产史、孕前肥胖、多囊卵巢综合征、有糖尿病家族史、早孕期空腹尿糖阳性者、妊娠后体重增长过多、反复发生外阴阴道假丝酵母菌病者等。

（二）筛查时间

1. 高危人群　该人群在初诊时就应进行筛查，若高危人群在孕 28 周内筛查结果为阴性，根据临床表现，必要时于孕 32 周再次筛查。如果在监测血糖时发现空腹血糖 ≥ 7.0mmol/L 及（或）随机血糖 ≥ 11.1mmol/L，或 75g OGTT 2h 血糖 ≥ 11.1mmol/L，无"三多一少"症状者不同日（应在 2 周内）重复测定，可诊断妊娠期显性糖尿病。具有妊娠糖尿病高危因素者，如第 1 次产检评价血糖正常，则于孕 24~28 周行 75g OGTT，必要时孕晚期再次评价。

2. 非高危人群　目前国际上均认为孕 24~28 周为合适时机，所有的妊娠妇女都应在孕 24~28 周进行 75g OGTT，以评价糖代谢状态。

（三）筛查方法

常用的筛查方法为 75g OGTT，具体诊断标准见表 12-2。

表 12-2　妊娠糖尿病的诊断标准

75g OGTT	血糖（mmol/L）
空腹	≥ 5.1
服糖后 1h	≥ 10.0
服糖后 2h	≥ 8.5

注：1 个以上时间点血糖高于上述标准可确定诊断，参考《中国 2 型糖尿病防治指南（2017 年版》

四、准备妊娠的糖尿病妇女妊娠前的准备

孕前管理的主要目的是将血糖控制在理想、安全的水平，使糖尿病得到满意控制，良好的孕前管理可减少代谢并发症和产科并发症的发生。所有未被诊断糖尿病的孕妇于孕 24~28 周行一步法 75g OGTT 筛查，所有糖尿病患者应计划妊娠。孕前评价糖尿病控制状态及慢性并发症的情况，建议糖尿病患者 HbA1c<6.5% 时计划妊娠，以减少胎儿先天发育异常的风险。计划妊娠的糖尿病妇女在妊娠前应做的准备如下。

1. 全面检查 包括血糖、HbA1c、血压、心肾功能、眼底检查、身高、体重等。

2. 调整治疗方案 妊娠时首选药物是胰岛素,口服药物均缺乏长期安全性的数据。对二甲双胍无法控制的高血糖及时加用或改用胰岛素控制血糖,停用二甲双胍以外的其他类口服降糖药;停用 ACEI、ARB、β 受体阻滞剂和利尿剂等降压药,改为拉贝洛尔或二氢吡啶类钙拮抗剂来控制血压;停用他汀类及贝特类调脂药物。在不出现低血糖的前提下,空腹血糖和餐后血糖尽可能接近正常,建议 HbA1c<6.5% 时妊娠。应用胰岛素治疗者可将 HbA1c 控制在 <7.0%,餐前血糖控制在 3.9~6.5mmol/L,餐后血糖在 8.5mmol/L 以下。

3. 加强血压监测 高血压可加重糖尿病并发症,因此必须严格控制。血压的理想控制标准为 <130/80mmHg。

4. 改变不良生活习惯 如戒烟、戒酒等,以避免不良妊娠结局。

5. 开始服用叶酸。

6. 加强糖尿病教育 包括糖尿病基础知识、血糖监测方法、胰岛素注射技术、糖尿病的自我管理、急慢性并发症的预防、糖尿病对妊娠的影响等。

五、妊娠期的糖尿病管理

(一)健康教育

对患者进行有针对性的糖尿病知识的宣传教育,指导孕妇掌握自我监测的方法,并做好记录,包括血糖监测、体重监测、血压监测、胎心监测等。

(二)心理指导

向患者介绍有关疾病的知识,使之了解不良情绪对自身及胎儿的影响,使其保持稳定的情绪,以积极乐观的心态面对疾病,增强顺利分娩的信心。

(三)定期产前检查

定期进行产前检查,防止并发症的发生、发展,如糖尿病血管病变、神经病变、酮症酸中毒、早产、羊水过多等,产前检查频率与所处的疾病状态有关。根据 White 分类法,妊娠糖尿病可分为九级,其中 A 级妊娠糖尿病患者(隐匿性糖尿病,空腹血糖正常,但糖耐量试验异常者)产检频率与一般孕妇相同,28周前每月产检 1 次,28~36 周每 2 周产检 1 次,36 周后每周产检 1 次。B 级以上妊娠糖尿病患者(临床糖尿病,合并各种并发症者),孕 28 周前每 2 周产检 1 次,28 周后每周产检 1 次。产检内容如下。

1. 血糖、HbA1c、血压、心肾功能、眼底、身高、体重,以了解孕妇的代谢情况及相关并发症的发生、发展。

2. 产科 B 超,了解胎儿发育情况、羊水量、胎盘位置、胎盘成熟度及胎儿有无畸形等。

3. 胎动、胎心、子宫增长情况,了解胎儿在宫内发育情况。

4. 血、尿雌三醇,以了解胎盘功能,预测胎儿状态。

5. 36 周后,经羊水检查卵磷脂 / 鞘磷脂,以了解胎儿肺成熟情况。

6. 催产素应激试验,以了解胎儿对宫缩的耐受力。

（四）饮食指导

妊娠糖尿病患者饮食控制标准:既能保证孕妇和胎儿营养需要,控制体重适度增长,又能维持血糖在理想水平,减少不良妊娠的发生。妊娠糖尿病患者的营养需求虽然与正常孕妇相同,但更应注重总热量的摄取、营养及餐次的分配。

1. 合理控制总热量 总热量按标准体重计算,每日 30~35kcal/kg。肥胖患者适当减少总热量,消瘦患者则适当增加总热量。避免总热量控制过于严格,以防饥饿性酮症的发生。在饮食治疗期间,应监测体重变化,月体重增加不超过 1.5kg,整个妊娠期体重增长不超过 12.5kg。

2. 注意餐次分配 少量多餐可维持孕妇血糖平稳,同时避免酮症的发生,因一次性大量进餐可使血糖快速升高,而空腹太久又容易产生酮体(饥饿性酮症)。因此,妊娠期间的饮食应遵循少量多餐的原则,将每日应摄入的食物分为5~6 餐进食。使用胰岛素的患者,夜间可少量加餐,以防止夜间低血糖的发生。

3. 注意营养分配 每日的总热量分配为碳水化合物占 50%,蛋白质占20%~25%,脂肪占 25%~30%。

（1）碳水化合物:尽可能选择低生糖指数的碳水化合物,宜多食含纤维素丰富的食物,如五谷杂粮、蔬菜,不仅可延缓血糖的升高,也增加饱腹感,有利于血糖的控制。注意粗粮细粮相搭配,尽量避免食甜食,如蜂蜜、巧克力、糖果,饮料等。水果、蔬菜宜选择含糖量低的,如草莓、猕猴桃、黄瓜、西红柿等,并将其热量计在总热量中。水果在两餐之间食用,每日不超过 200g,蔬菜每日不少于 500g。

（2）蛋白质:妊娠期间蛋白质的供给不仅能维持胎盘的正常营养,而且对胎儿的正常发育也非常重要,主要以乳制品、蛋类、肉类、鱼和豆制品为主。每日的蛋白质摄入量约为 100g,以优质蛋白为主。

（3）脂肪:脂肪所产生的热量比蛋白质和碳水化合物高 1 倍多,热量应占总热量的 30% 以下。烹饪时应以植物油为主,减少油炸食物、肥肉等的摄入,适当摄入坚果类食品。

（五）运动指导

对于妊娠糖尿病患者,运动可增加葡萄糖利用、明显改善胰岛素抵抗及改善心肺功能,促进全身代谢。运动前应到产科做全面检查,排除运动的禁忌证,以确保运动安全,并向医务人员了解运动的方式及注意事项。运动治疗遵循的基本原则:不引起胎儿窘迫或子宫收缩。

运动治疗的最佳治疗时机应在孕 32 周前，鼓励孕期运动，包括有氧运动及阻力运动。以中低强度的有氧运动为主，每次运动时间小于 45min，如散步、爬楼梯、做孕妇操、做家务、购物等，避免强度过大的运动。运动方式应根据个人喜好、生理特点来选择，运动过程中应警惕低血糖的发生。运动的其他注意事项见本书第四章。

（六）胰岛素治疗

妊娠期间应避免使用任何口服降糖药，因为口服降糖药可能对胎儿有致畸作用。所以对于经生活方式干预仍不能有效地控制血糖的患者，应使用胰岛素治疗，胰岛素可快速有效地使血糖下降，且胰岛素不会通过胎盘，对胎儿不会产生不良作用。指导患者掌握正确的胰岛素注射方法，注意监测血糖变化，避免血糖忽高忽低与低血糖，并根据血糖水平调整胰岛素用量。

可应用于孕期的胰岛素类型：所有的人胰岛素，包括短效、中性精蛋白锌胰岛素及预混的人胰岛素；胰岛素类似物，如门冬胰岛素和赖脯胰岛素。孕期胰岛素应用方案：对于空腹血糖及餐后血糖均升高者，推荐三餐前短效 / 速效胰岛素 + 睡前中性精蛋白锌胰岛素。由于孕期胎盘胰岛素抵抗导致的餐后血糖升高更为显著的特点，预混胰岛素应用存在局限性，不作为常规推荐。

（七）血糖管理

1. 血糖监测频率　有条件者每日监测血糖 4~6 次。血糖控制稳定或不需要胰岛素治疗的妊娠糖尿病妇女，每周至少测定 1 次全天 4 点（空腹和三餐后 2 h）血糖。持续葡萄糖监测适用于血糖控制欠佳的孕前糖尿病患者，尤其是 1 型糖尿病患者。

2. 血糖控制目标　空腹、餐前、睡前血糖控制在 3.3~5.3mmol/L，餐后 1h 血糖控制在 ≤ 7.8mmol/L，餐后 2h 血糖控制在 ≤ 6.7mmol/L，HbA1c 控制在 6.0% 以下。孕期血糖控制必须避免低血糖。孕期血糖 <4.0mmol/L 为血糖偏低，需调整治疗方案；血糖 <3.0mmol/L 时，必须给予即刻处理。

（八）血压监测

妊娠期高血压疾病包括妊娠期高血压及慢性高血压合并妊娠，当收缩压 ≥ 140mmHg 和（或）舒张压 ≥ 90mmHg 时，可考虑降压药物治疗；收缩压 ≥ 160mmHg 和（或）舒张压 ≥ 110mmHg，必须降压药物治疗。常用口服降压药包括拉贝洛尔（50~150mg/ 次，3~4 次 /d）、二氢吡啶类钙离子拮抗剂、α 受体阻滞剂（如酚妥拉明）。但 ACEI 和 ARB 类药物孕期均不推荐使用。降压过程中需与产科医师密切合作，判断有无子痫前期或更重的妊娠期高血压疾病状态。

（九）体重管理

孕前肥胖及孕期体重增加过多均是妊娠糖尿病高危因素。需从孕早期即制订孕期增重计划,结合基础体质指数,了解孕期允许增加的体重。孕期规律产检,监测体重变化,保证合理的体重增长。

六、分娩后管理

(一)加强产妇管理

1. 加强血糖监测,保证血糖的平稳、安全。

2. 随着胎盘的娩出,体内抗胰岛素物质(如雌激素、孕激素、胎盘生乳素)迅速减少,所以胰岛素用量应酌情减少,以免发生低血糖,3~6 周后再根据血糖水平调整胰岛素用量,孕前糖尿病和妊娠期显性糖尿病胰岛素剂量至少减少 1/3。

3. 哺乳的产妇避免使用口服降糖药控制血糖,应用胰岛素控制血糖。

4. 妊娠糖尿病患者再次妊娠时,妊娠糖尿病复发率为 50%,所以应指导其计划妊娠。

5. 绝大多数妊娠糖尿病患者产后 6 周血糖恢复正常,产后血糖正常者每 3 年监测 1 次血糖,产后有空腹血糖受损和(或)糖耐量减低者应进行严格的生活方式干预,并且每年做 1 次检查,以排查是否患有糖尿病。

(二)加强新生儿护理

1. 加强血糖监测 孕期母亲的高血糖可使胎儿发生慢性高血糖,引起胎儿胰岛素生成增加及胰腺的过度刺激,导致胎儿发生高胰岛素血症。当胎儿娩出后,由于葡萄糖突然中断,又存在高胰岛素血症,因此易发生低血糖。低血糖常发生于出生后 2~6h,表现为反应差、嗜睡、食欲缺乏、阵发性发绀、惊厥、呼吸暂停、出汗等,严重低血糖可影响脑细胞发育,导致智力低下,严重者可致新生儿死亡。因此,新生儿出生后 2~6h 应常规监测血糖。

2. 预防感染 胎儿出生后应保持皮肤清洁,预防皮肤感染;保持室内空气清新,预防呼吸道感染;加强脐部护理,预防脐部感染。

第四节 围手术期的糖尿病管理

糖尿病与手术相互影响、相互制约,血糖控制的好坏与手术质量及预后密切相关,手术导致的应激反应是引起血糖波动的主要原因,因此围手术期糖尿病患者的血糖管理至关重要。

一、手术与糖尿病的相互影响

1. 手术对糖尿病的影响

(1)手术时可导致机体产生急性应激反应,使糖尿病患者血糖显著升高,加重糖代谢紊乱。

（2）围手术期由于禁食，手术创伤及术后分解代谢增加，易导致酮症酸中毒。

（3）由于手术应激、失血、麻醉等因素、术后用药等共同作用，可加重糖尿病患者心脏、肾脏负担，使死亡率增加。

（4）由于围手术期禁食、术前对血糖控制过于严格及麻醉导致机体对低血糖的反应性降低，可使低血糖发生风险增加。

2. 糖尿病对手术的影响

与非糖尿病患者相比，糖尿病患者由于存在糖代谢紊乱及伴随疾病，手术风险要大得多，血糖控制不佳对手术可产生严重不良后果。

（1）组织修复能力差，影响伤口愈合，导致伤口愈合延迟或不愈合。

（2）机体抵抗力下降，易导致切口感染或其他感染，如肺部感染、泌尿系统感染等。

（3）使手术的复杂性增加，加大手术风险；麻醉意外的风险增加、手术并发症增多，使死亡率增加。

二、糖尿病患者的术前管理

术前对患者进行全面评估是保证糖尿病患者麻醉和手术成功的关键，因此应对患者的健康状态、血糖控制情况及并发症做全面评估。

1. 完善相关检查并对并发症进行筛查　完善代谢相关检查包括测定血、尿常规及血糖、血酮、糖化血红蛋白、血脂、肝、肾功能、电解质代谢和酸碱平衡等，除此之外，还需心电图、心功能分级、眼底检查及神经系统检查，以了解糖尿病患者是否合并有糖尿病相关并发症，并对手术风险进行评估。

2. 血糖管理　血糖控制达标有利于伤口愈合、减少手术风险。口服降糖药治疗的患者在手术前24h应停用二甲双胍，在接受小手术的术前当晚及手术当天应停用所有口服降糖药。对于口服降糖药血糖控制不佳及接受大、中手术的患者，应及时改为胰岛素治疗，基础胰岛素联合餐时胰岛素可以有效改善血糖控制。手术当日应适当减少胰岛素用量，禁食期间应密切监测血糖变化，以避免低血糖的发生。

（1）血糖监测目标：糖尿病患者术前空腹血糖应控制在 7.8mmol/L 以下，餐后血糖控制在 10.0mmol/L 以下。对少数患者如低血糖风险低、拟行心脏手术者及其他精细手术者可建议更为严格的血糖控制目标，如 6.1~7.8mmol/L。而对重症及低血糖风险高危患者可制订个体化血糖控制目标。如术前 HbA1c>9% 或空腹血糖 >10.0mmol/L，或随机血糖 >13.9mmol/L 患者的非急诊手术应予以推迟，酮症酸中毒，高渗昏迷患者禁忌手术。

（2）血糖监测频率：对将行中、小手术的患者,如血糖控制理想,可每天监测3~4次血糖；对血糖控制不理想行择期手术的糖尿病患者在术前5~7天应进行每日4~7次的血糖监测,直至血糖控制水平达到要求方可手术。

3. 预防和控制感染　积极预防和控制感染以免增加手术风险及影响预后。

4. 营养管理　术前要改善患者的营养状态,保证摄入足够的热量,尤其保证碳水化合物的供给,避免过度节食,以便有充分的肝糖原储备,减少脂肪、蛋白质的分解,避免糖尿病酮症的产生。

5. 心理护理　做好健康宣教,消除患者的心理顾虑,减轻心理负担,避免一切不良刺激,以免给患者带来不良情绪。

6. 制订合理的手术方案　根据患者年龄、健康状态、实验室检查结果、治疗情况等选择合适的麻醉方式及手术方案,并做好围手术期风险的评估,做好相应的防范措施。

三、糖尿病患者的术中管理

1. 术中应注重多学科团队配合,需要手术医生、内科医生、麻醉医生、护士共同协作。手术当天应将糖尿病患者的情况通知麻醉医生,尽量避免术中使用对糖代谢影响较大的药物,尽量减少创伤和各种应激。延迟手术时,可输注5%~10%葡萄糖液（100~125ml/h）,既可防止脂肪分解,预防酮症的发生,又可为防止低血糖的发生。

2. 对仅通过生活干预或小剂量口服降糖药即可使血糖控制达标的患者,在接受小手术时,术中可不使用胰岛素。对于大、中型手术,术中需静脉输注胰岛素,并在手术过程中加强血糖监测,根据血糖结果调整胰岛素应用剂量和输液速度。血糖控制的目标为7.8~10.0mmol/L。

3. 给药方式通常有两种,即双通道给药法和极化液给药法。所谓双通道给药法就是开通两个静脉通道,一个通道给予生理盐水 + 短效胰岛素持续静脉泵入,或使用胰岛素泵皮下胰岛素基础量持续输入,另一路通道给予静脉葡萄糖营养支持,该方法安全、稳定,易于调节剂量。极化液给药法即开通一个静脉通道,输注极化液,后者由葡萄糖液、短效胰岛素和氯化钾按一定比例配制而成,如5% 葡萄糖 500ml+ 短效胰岛素 8~10U+10% 氯化钾 10ml。需说明的是,输注葡萄糖的前提条件是术前患者空腹血糖已控制在8.0~9.0mmol/L 以下。如果手术日空腹血糖较高,超过13.9mmol/L,可先用生理盐水加胰岛素和氯化钾持续静滴,待血糖降至此水平后再采用上述补液方案。

4. 尽量缩短手术时间,以预防术后感染和心脑血管意外的发生。

5. 全身麻醉的患者由于反射抑制及肌肉松弛,对低血糖不明显,因此术中应密切观察血糖变化,建议每小时至少监测 1 次血糖。

四、糖尿病患者的术后管理

1. 术后及时对心肾功能、各项生化指标及感染状况进行评估,以便及时发现问题。

2. 胃肠道手术或其他大手术,手术后往往需要禁食,在患者恢复正常饮食以前仍需胰岛素静脉治疗,恢复正常饮食后可予以胰岛素皮下注射方式。

3. 术后仍需继续监测血糖变化,一般每 2~4h 监测 1 次血糖,如血糖控制不佳需增加监测频率,并根据监测结果调整补液速度及胰岛素用量,使血糖维持在理想水平。

4. 对术后危重的糖尿病患者血糖控制标准应适当放宽,血糖水平控制在 7.8~10.0mmol/L 水平较安全,对中、小手术的糖尿病患者,血糖控制水平为:空腹血糖 <7.8mmol/L,随机血糖控制在 <10.0mmol/L,对既往血糖控制良好的患者,血糖控制标准可更加严格,但同时应避免低血糖的发生。

5. 对术后禁食需进行肠外营养支持治疗的患者,应用输液泵控制营养液输注速度,保证营养液匀速滴注,同时应避免摄入过多的糖引起血糖过高,应每 2h 监测 1 次血糖,待血糖平稳每 4h 监测 1 次。

6. 防治感染,对有感染倾向的患者及时加用抗生素预防感染,保证抗生素的有效合理输入。

7. 严密观察病情变化和切口愈合情况,做好切口护理,定期换药,严格无菌操作。同时加强营养管理,促进切口愈合。

8. 严密监测和防治糖尿病急性并发症的发生,如低血糖、酮症酸中毒、非酮症性高渗性糖尿病昏迷等。

9. 预防血栓形成,术后根据患者病情及手术特点指导患者早期活动,必要时及时应用抗血小板聚集药物预防血栓,慎防心脑血管意外事件发生。

总之,对于糖尿病患者围手术期的血糖管理,总的原则是密切监测血糖水平,平稳控制血糖,加强营养支持,防止急性代谢紊乱及感染的发生,保障手术顺利实施,使糖尿病患者平稳度过围手术期。

第五节　其他特殊人群的糖尿病管理

一、重症监护期间的糖尿病管理

(一)重症监护患者的血糖管理

1. 血糖控制目标　胰岛素静脉输注是控制和维持危重患者血糖的理想

治疗方案,在输注胰岛素时必须密切监测血糖变化,在达到最佳血糖控制效果的同时避免低血糖的发生。理想的血糖控制目标为 7.8~10.0mmol/L。

2. 血糖监测频率 重症监护病房的患者一般意识不清,无法描述不适症状,同时由于其病情不稳定,易掩盖低血糖和高血糖相关症状,所以对重症患者应加强血糖监测。①当血糖 >11.1mmol/L 或 <5.6mmol/L;血糖波动较大;大剂量输注胰岛素或胰岛素输注速度改变、滴注血管收缩药物时,每 30min 监测 1 次血糖。②当血糖在 5.6~11.1mmol/L,每 1 h 监测 1 次血糖。③当血糖在 6.9~9.7mmol/L,4h 内血糖波动 <0.83mmol/L 且胰岛素输注速度未变,每 2h 监测 1 次血糖。

（二）营养支持治疗

对重症患者应加强肠内、肠外营养支持治疗,以满足机体能量需要,提高患者免疫力,促进疾病恢复;同时应做好肠内、肠外营养护理,保证营养液安全、有效地输注到患者体内。

1. 肠内营养的护理 包括注意肠内营养液的温度和注射速度,避免引起患者不适;加强营养输注导管的护理,避免导管脱落、打折、堵塞等;保证肠内营养液的使用安全;加强病情观察,预防并发症的发生等。

2. 肠外营养的护理 包括严格无菌操作;密切观察病情变化,预防水、电解质紊乱及糖代谢紊乱;保证营养液有效地输注到体内;严密观察出入水量及意识变化;营养液的输注速度应恒定。

（三）加强基础护理

由于重症糖尿病患者受高血糖的影响,更易发生各种感染,如皮肤感染、口腔感染、泌尿系统感染、呼吸道感染、足部溃疡等,而感染又可导致难以控制的高血糖,由此形成恶性循环,因此应加强基础护理。主要护理措施:①严格执行消毒隔离制度;②加强皮肤护理,保持皮肤清洁干燥,勤翻身,保持床单位平整、整洁,防止压疮的发生;③加强口腔护理,防止口腔感染;④加强会阴的清洁,尤其是留置导尿管者,每日行会阴擦洗,遵医嘱行膀胱冲洗;⑤加强足部皮肤护理,对有糖尿病足患者,应定时换药,严密观察伤口愈合情况。

二、生病期间的糖尿病管理

（一）生病对血糖的影响

生病是一种应激,可使机体分泌大量胰岛素抵抗激素和炎性细胞因子而增加胰岛素抵抗,使血糖升高,同时可使分解代谢增加,易诱发酮症。再加上生病期间生活方式发生改变(饮食与运动改变),易造成血糖波动,诱发高血糖危象的发生,如酮症酸中毒和非酮症高渗性昏迷,严重影响患者的生活质量,增加病死率。因此,糖尿病患者生病期间应做好疾病的管理,预防相关并发症的发生、发展。

（二）生病时的糖尿病管理

1. 血糖管理

（1）血糖监测：糖尿病患者生病期间，在积极治疗疾病的同时应加强对血糖和血酮体的监测，一般每 4~6h 监测 1 次血糖，一天至少 4 次（三餐前＋睡前血糖），如病情较重，相应增加血糖监测频率。合并感染的患者一般每天监测 4~7 次，当合并糖尿病酮症或非酮症高渗性昏迷时，应每 0.5~2h 监测 1 次，当血糖下降至 13.9mmol/L 时，每日监测 5~7 次，达到血糖控制目标后每日监测 2~4 次。

（2）血酮体监测：当患者血糖 >13.9mmol/L 或出现恶心、呕吐、嗜睡等症状时，及时监测血酮体，以及时发现和治疗酮症。

2. 药物治疗　糖尿病患者生病期间仍需继续坚持口服降糖药或胰岛素治疗，并根据血糖监测结果调整口服药或胰岛素用量，或根据病情调整治疗方案。

3. 饮食指导　患者生病期间进食可能会受到不同程度的影响，为保证患者摄入足够的热量，可嘱患者少量多餐，如患者食欲不佳或进食困难，可嘱患者进食流质或半流质饮食，饮食应清淡。患者发热、呕吐、腹泻时，机体体液丢失，导致水、电解质紊乱，甚至诱发糖尿病酮症，应指导患者补充足够的水分和电解质，以防发生脱水和水、电解质紊乱。

4. 健康教育　加强生病期间的糖尿病教育，如饮食指导、运动指导、血糖监测方法、并发症的预防和处理、感染的预防等。

第三篇

糖尿病联络护士必备的基本操作技术

第十三章　葡萄糖耐量试验技术

　　糖尿病的临床诊断依据空腹静脉血浆葡萄糖（空腹血糖）及糖负荷后 2h 静脉血浆葡萄糖（糖负荷后 2h 血糖），而糖负荷后 2h 血糖是采用葡萄糖耐量试验检测。正常人一次性食入大量葡萄糖后，通过各种调节机制，血糖水平仅暂时升高，约 2h 后可恢复正常水平，这种现象称为耐糖现象。一般根据受检者情况采用口服葡萄糖耐量试验（OGTT）或静脉葡萄糖耐量试验（intravenous glucose tolerance test，IVGT）。

第一节　口服葡萄糖耐量试验

（一）目的及意义

　　OGTT 目的是检测人体糖代谢调节功能，其意义是通过 OGTT 结果判断有无糖代谢异常，提高糖尿病的诊断率。

（二）适应范围

　　OGTT 适用于空腹血糖正常或稍偏高而偶有尿糖的患者或血糖高于正常但未达到诊断标准者。糖调节受损标准的人群，也应行 OGTT，以提高糖尿病的诊断率。如果空腹血糖 ≥ 6.1mmol/L 或任意时点血糖 ≥ 7.8mmol/L，建议进行 OGTT。

　　另外，OGTT 也用于：排除糖尿病；评价心功能及估计预后；协助多囊卵巢综合征、肥胖和胰岛素抵抗的诊断；特发性反应性低血糖的诊断；胰岛 α 细胞功能评价；低血糖病因鉴别；协助诊断胰源性糖尿病等。

　　有以下情况者不宜行 OGTT：①空腹血糖明显增高的患者，如空腹血糖 ≥ 7.0mmol/L，临床已可明确诊断为糖尿病，则不再行 OGTT，否则会使血糖急剧升高,不仅加重胰岛细胞负担,同时有诱发糖尿病酮症的危险;②已行胃切除术或胃大部切除术患者,因口服葡萄糖后葡萄糖快速进入小肠而被迅速吸收,血糖在短时间内异常升高,这是特殊病理生理状况下的葡萄糖吸收异常,对诊断糖尿病并无价值。

（三）实施步骤

1. 试验于空腹施行,患者在试验前一日晚餐后禁食 8~14h（期间可饮水）。

2. 试验在 7:00~9:00 时开始,因血糖有昼夜节律变化。

3. 试验日采集空腹静脉血标本后,口服配制含 75g 葡萄糖的糖水,从饮第一口葡萄糖水开始计时,2h 后在前臂采集糖负荷后 2h 血标本,及时送检。我国成人 OGTT 用量为 75g 无水葡萄糖,如用 1 分子水葡萄糖则为 82.5g,将其溶解到 300ml 左右的温开水中,5min 内饮完。儿童行 OGTT,口服葡萄糖量则为 1.75g/kg,总量不超过 75g。

（四）注意事项

1. 试验前 3 天规律饮食,保证足够的碳水化合物摄入量（150g/d）,否则易出现假性糖耐量减低,特别是老年人。

2. 血标本应尽早送检。

3. 试验过程中,受试者可饮水,但禁食任何食物;严禁剧烈活动;避免精神刺激和情绪激动;不喝茶及咖啡,不吸烟、饮酒。

4. 试验过程中患者如有面色苍白、晕厥等症状,应停止试验,另安排时间重做。

5. 试验前停用可能影响 OGTT 的药物（如避孕药、利尿剂或苯妥英钠等）3~7d。

6. 如患有感冒或其他发热疾病者,应在痊愈 2 周后再做此试验。

（五）正常参考值及临床意义

以世界卫生组织（1999 年）对糖代谢分类标准为准,见本书第四章。

第二节　静脉葡萄糖耐量试验

（一）目的和意义

IGTT 的目的和意义同 OGTT。

（二）适用范围

IGTT 适用于口服葡萄糖有恶心、呕吐或胃切除后、胃空肠吻合术后、吸收不良、腹泻患者。

（三）试验步骤

1. 试验前准备同 OGTT,葡萄糖的负荷量为 0.5g/kg,浓度为 50% 的葡萄糖,在2~4min内静脉注射完毕。

2. 采血方式有两种,任选其一均可 ①注射胰岛素前采血(0min),即使用血糖专用试管采集静脉血 2ml,然后从静脉注射时起,每 30min 采血 1 次,共 2~3h;②以开始注射至注射完毕之间的任何时间为起点,每 5~10min 采血 1 次,共 50~60min。

(四)注意事项

1. 同 OGTT。

2. 该试验用于有胃肠疾病(如胃手术后、胃肠吻合术后、胃肠吸收过快或由于慢性腹泻影响吸收)的各种情况,IGTT 采血次数较多,不如 OGTT 方便。

3. 对结果的临床评估必须注意,因为试验绕过了正常的糖吸收途径,而胃肠道激素对碳水化合物代谢的影响是很重要的。

(五)正常参考值及临床意义

1. 第一种采血方式结果分析 正常人血糖高峰(11.1~13.88mmol/L)出现于注射完毕时,2h 内降至正常范围。2h 血糖 >7.8mmol/L 者为异常。

2. 第二种采血方式结果分析

(1)将 5~10min 至 50~60min 的血糖水平绘在半对数纸上,找出从某一血糖值下降 50% 的时间($T_{1/2}$)。

(2)K(每分钟血糖下降百分数)=(0.693/$T_{1/2}$)× 100,作为糖尿病诊断标准。

(3)K=1 表示每分钟血糖水平下降 1%,K>1.5 为正常,K 在 1.0~1.5 为可疑糖尿病,K<1.0 可诊断为糖尿病。

第十四章　胰岛素释放试验和 C 肽释放试验

胰岛素释放试验和 C 肽释放试验是临床上测定胰岛 β 细胞分泌胰岛素功能最常用的两个检查。

一、胰岛素释放试验

（一）目的及意义

胰岛素释放试验是用来反映基础胰岛素和葡萄糖介导的胰岛素释放功能，是通过让患者空腹时口服一定量葡萄糖（同 OGTT），使血糖升高而刺激胰岛 β 细胞释放胰岛素，通过抽取静脉血测定空腹及服葡萄糖后的 1h、2h 的血浆胰岛素水平，来了解胰岛 β 细胞的储备功能，也有助于糖尿病的分型及指导治疗。

（二）适应范围

糖尿病患者在治疗之初，建议每 3 个月做 1 次胰岛素释放试验，达到治疗目标后，可每 6 个月做 1 次。

（三）实施步骤

1. 该试验常与 OGTT 同时进行，所以试验方法与注意事项均与 OGTT 相同。

2. 该试验与 OGTT 的不同之处是在采集静脉血查血糖的同时加采集血标本测胰岛素。

（四）注意事项

因胰岛素释放试验受血清中胰岛素抗体和外源性胰岛素的干扰，因此对使用胰岛素治疗的患者，不可用该方法进行胰岛 β 细胞功能的检查。

（五）正常参考值及临床意义

正常人空腹血浆胰岛素值为 5~20μU/ml，餐后正常人血清胰岛素峰值约为空腹时的 5~10 倍，峰值一般出现在餐后 30~60min（与进食种类有关：饮用葡萄糖峰值出现较快），3h 后接近空腹值。

1. 1 型糖尿病患者的空腹血浆胰岛素明显低于正常，服葡萄糖后胰岛素释放不能随血糖升高而增加，呈低平曲线。该型患者需终身使用胰岛素替代治疗。

2. 2 型糖尿病患者空腹血浆胰岛素正常或稍低于正常,胰岛素分泌高峰与血糖高峰不平行,高峰时间可延迟至 2~3h。该型患者经严格的生活方式干预(控制饮食、规律运动)、减轻体重或服用口服降糖药常可获得良好的血糖控制。

3. 胰岛素瘤患者因肿瘤分泌胰岛素不受糖浓度调节,空腹血浆胰岛素水平明显高于正常,胰岛素的生理调节失常,胰岛素分泌过多。

二、C 肽释放试验

(一)检测目的及意义

1. C 肽是胰岛 β 细胞的分泌产物,它与胰岛素有一个共同的前体——胰岛素原,因此测定 C 肽,有助于糖尿病的临床分型和了解患者的胰岛功能。

2. C 肽与胰岛素之间有稳定的比例关系,且不受胰岛素抗体和外源性胰岛素的影响,因此可用于接受胰岛素治疗的患者。

3. 可鉴别低血糖的原因。若 C 肽超过正常,可认为是胰岛素分泌过多所致,如 C 肽低于正常,则为其他原因所致。

4. C 肽测定有助于胰岛细胞瘤的诊断及判断胰岛素瘤手术效果,胰岛素瘤血中 C 肽水平偏高,若手术后血中 C 肽水平仍高,说明有残留的瘤组织,若随访中 C 肽水平不断上升,揭示肿瘤有复发或转移的可能。

(二)实施步骤和注意事项

C 肽测定一般与 OGTT 血糖的测定同步进行,因此试验方法和注意事项基本同 OGTT,主要是注意按照时间点要求及时采集静脉血。

(三)正常参考值及临床意义

空腹 C 肽为 0.4nmol/L,峰时在 30~60min,峰值达基础值的 5~6 倍以上。1 型糖尿病由于胰岛 β 细胞大量破坏,C 肽水平低,对血糖刺激基本无反应,整个曲线低平;2 型糖尿病 C 肽水平正常或高于正常,服糖后高峰延迟或呈高反应。

第十五章 血糖监测技术

血糖监测是糖尿病管理中的很重要组成部分,它贯穿了糖尿病治疗与疗效评估的全过程,对糖尿病急、慢性并发症的防治具有重要作用。目前临床上血糖监测方法包括利用血糖仪进行的毛细血管血糖监测、持续葡萄糖监测(CGM)、HbA1c 和糖化白蛋白(GA)的检测等。其中毛细血管血糖监测包括患者自我血糖监测(SMBG)及在医院内进行的床旁血糖监测(POCT)。

第一节 毛细血管血糖监测

(一)目的及意义

毛细血管血糖监测能反映实时血糖,评估餐前、餐后高血糖及生活事件(饮食、运动、情绪及应激等)、药物对血糖的影响,发现低血糖,有助于为患者制订个体化生活方式干预和优化药物干预方案,提高治疗的有效性和安全性,是糖尿病患者日常管理重要和基础手段。

(二)适应范围

毛细血管血糖监测适用于所有糖尿病患者。SMBG 的频率应根据患者病情的实际需要来决定,兼顾有效性和便利性。例如,每天轮换进行餐前和餐后2h 的配对血糖监测,能够改善患者的 HbA1c 水平,且不影响生活质量。具体方法如下。

1. 因血糖控制非常差或病情危重而住院治疗者,应每天监测 4~7 次血糖或根据治疗需要监测血糖。

2. 采用生活方式干预控制糖尿病的患者,可根据需要有目的地通过血糖监测了解饮食控制和运动对血糖的影响来调整饮食和运动。

3. 使用口服降糖药者,可每周监测 2~4 次空腹血糖或餐后 2h 血糖。

4. 使用胰岛素治疗者,可根据胰岛素治疗方案进行相应的血糖监测:使用基础胰岛素者应监测空腹血糖,根据空腹血糖调整睡前胰岛素的剂量;使用预混胰岛素者应监测空腹血糖和晚餐前血糖,根据空腹血糖调整晚餐前胰岛素剂量,根据晚餐前血糖调整早餐前胰岛素剂量。空腹血糖达标后,注意监测餐后血糖以优化治疗方案。

5. 特殊人群(围手术期患者、低血糖高危人群、危重症患者、老年患者、1

型糖尿病、妊娠糖尿病等）的监测,应遵循以上血糖监测的基本原则,实行个体化的监测方案。

（三）实施步骤

1. 用物准备　主要包括血糖仪、试纸、一次性采血针、75%的乙醇、棉签、锐器盒,检查血糖仪运转正常,保证用物均在有效期之内。

2. 核对医嘱。

3. 实施操作

（1）洗手:按七部洗手法洗手。

（2）核对患者身份,评估采血部位（一般取指尖侧面）,询问患者吃饭时间,解释操作过程。

（3）确认采血部位,用75%的乙醇消毒皮肤并待干。

（4）视不同品牌血糖仪的要求,将血糖仪启动处于工作状态,如试纸插入血糖仪,血糖仪出现闪烁血滴符号,处于备用待吸血状态。

（5）采血针刺已消毒的采血部位,形成一滴血样后,弃去第一滴血,将第二滴血接触试纸末端的条形区域。

（6）试纸虹吸吸血后8s左右读数。

（7）记录血糖值,取出试纸,处理垃圾。血糖过高或过低时,报告医生并遵医嘱处置。

（四）正常参考值及临床意义

按世界卫生组织（1999年）对糖代谢分类标准为准,见本书第四章。

（五）注意事项

1. 轮换采血部位,十指指尖和足跟两侧均可采血,但尽量选用两侧指腹位置采血。不宜在局部水肿、感染处采血。血量必须充足,填满确认窗,手指下垂,勿用力挤压,以免挤出组织液而影响测量结果。

2. 切勿使用含碘、氯的消毒液消毒采血部位。

3. 血糖试纸干燥无污染,一片一用,每次取出试纸时需将瓶盖关紧,以免血糖试纸暴露于空气中,试纸开瓶后使用3个月。未开封的试纸有效期请参阅外包装盒,超过有效期后请勿使用。

4. 采血时间过长,试纸上血滴样消失,可取出试纸重新插入血糖仪。

5. 血糖仪显示电量不足符号或者无法开机,请更换电池。

6. 为防止交叉感染,采血针头及废弃试纸用专用容器放置及处理。

（六）便携式血糖仪的保养与维护

1. 保持血糖仪清洁无污染,避免将血糖仪存放在电磁场附近（如微波炉、移动电话等）及过冷、过热、过度潮湿、多尘的环境中。

2. 清洁血糖仪时,血糖仪应处于关机状态。勿将血糖仪浸泡或高压灭菌消毒。

3. 血糖仪端口用湿棉签或湿纸巾擦拭,并彻底晾干。

4. 保证电池电量充足。当血糖仪屏幕显示电量不足符号或是血糖仪无法开机,请及时更换电池。

5. 定期使用质控液进行质控。其质控流程如下。

(1)查看血糖试纸是否在有效期内,从试纸瓶中取出一片新的血糖试纸,并立即盖紧瓶盖。

(2)将取出的试纸灰色面朝上插入配套品牌血糖仪的插口,自动开机后屏幕上会显示闪烁的滴血符号。

(3)轻轻摇匀相应血糖仪品牌的质控液,打开质控液瓶并弃置第一滴,接下来在一个无吸收性的平面上,把血糖试纸的血样端边缘和质控液相碰触,质控液将自动吸入试纸中,此时不要移动血糖仪,等到它发出"哔"一声为止,然后直接显示质控测试结果。

(4)取出试纸,自动关闭血糖仪。

6. 按要求定期进行校对。

第二节 动态血糖监测技术

(一)目的及意义

动态血糖监测是利用动态血糖监测系统(continuous blood glucose monitoring system, CGMS)通过葡萄糖感应器监测皮下组织间液的葡萄糖浓度而间接反映血糖水平的监测技术,可提供连续、全面、可靠的全天血糖信息,了解血糖波动的趋势,发现不易被传统监测方法所监测到的高血糖和低血糖。

(二)适应范围

1. 1 型糖尿病患者。

2. 在 SMBG 指导下使用降糖治疗的 2 型糖尿病患者,仍出现下列情况之一:①无法解释的严重低血糖或反复低血糖,无症状性低血糖及夜间低血糖;②无法解释的高血糖,特别是空腹高血糖;③血糖波动大;④出于对低血糖的恐惧,刻意保持高血糖状态的患者。

3. 进行胰岛素强化治疗的 2 型糖尿病患者,包括使用胰岛素泵治疗和使用胰岛素笔进行每日多次皮下注射的患者。

4. 妊娠糖尿病患者或者糖尿病合并妊娠者。

5. 患者糖尿病教育的需要。CGMS 可帮助糖尿病患者了解其饮食、运动、用药对血糖的影响及血糖变化特点,可促使患者改变不良的生活方式和生活习惯,提高患者的依从性。

6. 合并胃轻瘫的糖尿病患者、暴发性 1 型糖尿病患者等其他特殊类型的糖尿病患者在病情需要时也可进行 CGMS,以了解血糖变化特点和规律。其他伴有血糖变化的内分泌疾病,如胰岛素瘤,也可用其了解血糖变化。

（三）实施步骤

1. 将探头从冰箱取出,在室温下放置 15~30min,使其接近室温。

2. 启动动态血糖仪开机键开机,检查时间和日期,并校准。

3. 清除上一位使用者的信息。根据图 15-1 所示,找到"CLEAR（清除）"设置屏幕后,按"ACT",屏幕会出现"CONFIRM（确认）"和"NO（取消）",根据需要进行历史数据清除或取消清除。

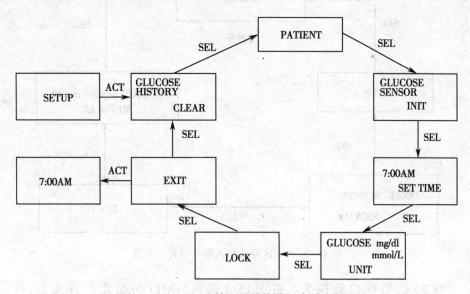

图 15-1 CGMS 血糖记录器的设置选项示意图

4. 输入患者识别编号 对于每位使用 CGMS 的患者,可以输入 7 位数字的患者识别编号。根据图 15-1 所示,找到"PATIENT（患者）"设置屏幕后,按"ACT"进入编号设置界面,按"▲▼"键在数字 0~9 之间进行选择,选择好后,按"ACT"进入下一位数字设置,依次设置 7 位数字。

5. 选择血糖水平单位。根据图 15-1 所示,找到"UNIT（设置单位）"后,按"ACT"进入界面后,使用"▲▼"键在两种血糖单位间（mg/dl 与 mmol/L）进行选择。

6. 设置好血糖记录器后植入探头。其步骤如下。

（1）洗手。

（2）选择探头植入部位，常用注射部位为腹部。

（3）用 75% 的乙醇消毒植入部位皮肤。

（4）待干后，用专用的探头助针器或徒手，呈 45°~60° 植入皮下，拔出引导针。

（5）用胶布固定探头，将探头与血糖记录器的电缆链接。

（6）为确保探头的植入是否恰当、工作是否稳定，需进入"SIGNALS（信号）"屏幕（图 15-2），按"ACT"后，查看"ISIG（探头电流）"屏幕，如果数值在 24~29 nA，则是正常的。

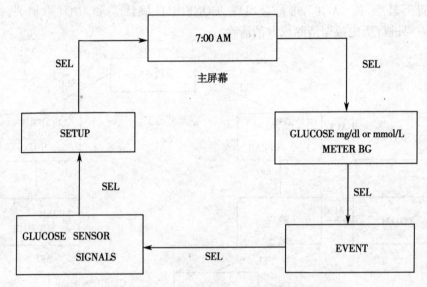

图 15-2　CGMS 探头植入屏幕设置示意图

（7）初始化血糖探头。按图 15-1 找到"INIT（初始化）"界面后，按"ACT"，血糖记录器会发出"哔哔"声，同时屏幕上会闪烁出现"NO"，然后使用"▲"或"▼"键来选择"YES"后，按下"ACT"，开始初始化操作。初始化时间约需 1h，初始化结束后，记录器会发出"哔哔"声，表明 CGMS 和血糖探头已准备就绪，可以输入手指血糖值进行校正。

（8）录入检测手指血糖数值。

（9）输入大事件，如饮食、运动、用药等。

（10）监测结束，关闭血糖记录器电源且断开与探头的连接。

（11）用信息提取器将记录器与计算机相连，下载记录器里保存的信息，并进行分析。

（四）注意事项

1. 植入前

（1）确保记录器有足够的电量，能正常运行。

（2）确认已清除上一位使用者的信息。

（3）设置好相应的日期、时间、识别编号和血糖单位等。

2. 植入过程中

（1）使用 75% 的乙醇消毒皮肤。

（2）探头植入部位应避免以下部位：脐周 5cm 以内；胰岛素注射部位 3~5cm；有瘢痕、炎症、硬结、脂肪萎缩的部位；腰带下部位。

（3）探头初始化只能进行 1 次，不可重复进行。

（4）要保证信号的稳定，探头植入后，要观察信号 1min，以确保信号稳定。

3. 植入后

（1）由于 CGMS 监测的血糖值是皮下组织间液的葡萄糖水平，而非静脉血或毛细血管血糖水平，故在血糖监测的 3d，需每日至少 4 次（空腹血糖、午餐前血糖、晚餐前血糖、睡前血糖，因血糖的监测应分散在全天不同时段，应选择血糖相较稳定的时间段进行监测，故选择以上 4 个监测点）进行指血血糖监测并将血糖值录入血糖记录器中。在下载血糖数据时，输入记录器中的指血值将被用来产生将探头信号转换为血糖数据的校准常数。

（2）监测指血血糖后需马上将血糖值录入记录器，如果时间超过 5min，需重新测定指血重新录入。如果指血血糖不在 2.2~22.2mmol/L，则不可录入，应立即进行低血糖或高血糖的处理，待血糖在此范围内后再录入。

（3）指血血糖值一旦录入确认后，就不可取消，如果因失误导致血糖值录入不正确，可在 5min 之内输入正确的数值。因不正确的血糖值录入会降低 CGMS 血糖值校准的准确性，因此应保证血糖值录入的正确性。

（4）测定指血血糖时，应使用同一个血糖仪和同一批试纸。

（5）经常检查探头植入部位，确保覆盖在探头上的贴膜紧密地黏附在皮肤上。

（6）在将所有的数据成功下载到计算机之前，必须保持记录器处于开启状态，以免数据丢失。

（五）正常参考值及临床意义

动态血糖监测的正常参考值目前国际上尚缺乏公认的标准，我国根据国内开展的一项多中心研究结果制订了中国人动态血糖的正常参考值标准：24h 平均血糖水平 <6.6mmol/L，而 24h 血糖 ≥ 7.8mmol/L 及 ≤ 3.9mmol/L 的时间百分率分别 <17%（4h）、<12%（3h）；平均血糖波动幅度（MAGE）及血糖标准差（SDBG）分别 <3.9mmol/L 和 <1.4mmol/L。

（六）动态血糖监测系统的保养与维护

1. 戴 CGMS 期间需远离强磁场，如果行 X 射线、CT、磁共振成像检查，需暂时取下。

2. CGMS 需保持清洁、干燥，避免沾水或将仪器浸泡在水中，如要淋浴，需用专用的淋浴袋套起，忌盆浴。

3. 记录器应避免受到撞击等机械性损坏。戴 CGMS 期间，应避免进行可能会损坏记录器或者导致电缆和探头断开的剧烈运动。

4. 使用期间，记录器应放在专用的放置袋中，以防止刮擦及抵抗一部分冲击的碰撞。

5. 患者在戴 CGMS 期间，应详细记录饮食、运动、用药等事件，患者可根据自己的喜好及能力，将以上事件作为"大事件"录入血糖记录器中，或者以书面的形式记录。

6. 保持记录器在适当的温度下运行。记录器的正常运行温度为 0~50℃，如果温度较低，可将记录器贴身放置。避免在高温和环境下使用或放置，严禁对记录器进行蒸汽消毒或者高压消毒。

7. 任何时候都要保持电池盒的干燥。

8. 清洁或消毒记录器时，使用湿棉布或中性清洁溶剂来清洁记录器外部即可。可用的清洁溶剂包括自来水、3% 过氧化氢、10% 漂白溶液等。严禁用有机溶剂进行清洁，因其会破坏记录器的表面和防水功能。

9. CGMS 不用时，应将其放置在干燥、室温下保存。

第三节　糖化血红蛋白检测

（一）目的及意义

糖化血红蛋白（HbA1c）是人体血液中红细胞内的血红蛋白与血糖结合的产物。它可以稳定可靠地反映检测前 8~12 周（2~3 个月）内的平均血糖水平，但不能用于评价当时的血糖水平。HbA1c 是评价长期血糖控制的金指标，也是指导临床调整治疗方案的重要依据。临床上将 HbA1c 与点值血糖（空腹血糖、餐后 2h 血糖）相互补充，能更好、更全面地判断病情和及时地调整治疗方案。

（二）适应范围

糖尿病患者在治疗之初，建议每 3 个月检测 1 次，达到治疗目标后，可每 6 个月监测 1 次。妊娠糖尿病、胰岛素强化治疗患者或者治疗方案进行明显改变者，可酌情增加监测次数。

（三）实施步骤

采血时间对 HbA1c 干扰不大，因此可选择一天当中任意时间抽取静脉血进行检测。

（四）注意事项

1. HbA1c 实验室检查结果可受分析手段、样本保持时间、种族差异的影响。

2. 糖尿病患者如患有贫血和血红蛋白异常疾病，HbA1c 的监测结果并不可靠，可用血糖、糖化血清蛋白（反映患者 2~3 周的平均血糖水平）来评价血糖控制情况。大量摄入维生素 C、红细胞生成素治疗等也可影响检测结果。

3. 医务人员在为患者制订 HbA1c 目标时，必须综合考虑患者的健康状况、低血糖发生风险、特殊健康风险等情况，以免 HbA1c 控制目标过于严格导致低血糖的发生。

（五）正常参考值及临床意义

1. 标准检测方法下的 HbA1c 正常值为 4.0%~6.0%。

2. 糖尿病患者 HbA1c 的控制目标

（1）我国对大多数非妊娠成年 2 型糖尿病患者，合理的 HbA1c 控制目标为 <7%。

（2）更严格的 HbA1c 控制目标（如 <6.5%，甚或尽可能接近正常）适合于病程较短、预期寿命较长、无并发症、未合并心血管疾病的 2 型糖尿病患者，其前提是无低血糖或其他不良反应。

（3）相对宽松的 HbA1c 目标（如 <8.0%）更适合于有严重低血糖史、预期寿命较短、有显著的微血管或大血管并发症。

HbA1c 值与相应的血糖控制情况具体见表 15-1。

表 15-1　HbA1c 与其相对应的血糖控制情况

HbA1c 值（%）	血糖控制情况
4.0~6.0	正常
6.0~7.0	理想
7.0~8.0	一般
8.0~9.0	不理想
>9.0	很差

第四节　胰岛素笔注射技术

（一）胰岛素笔注射目的及意义

胰岛素治疗是实现良好血糖控制的重要手段之一，其皮下注射工具主要有胰岛素专用注射器、胰岛素笔和胰岛素泵，其中胰岛素笔是目前应用最广泛的胰岛素输注工具。掌握规范的胰岛素笔注射技术可确保胰岛素的良好吸收，能帮助患者获得良好的血糖控制，有效地减少和延缓糖尿病并发症的发生，同时也可以预防相关不良反应的发生。

（二）适应范围

1. 1型糖尿病患者

2. 2型糖尿病患者在生活方式和口服降糖药联合治疗的基础上，血糖仍然未达标或者经过较大剂量多种口服降糖药联合治疗后 HbA1c 仍 >7.0% 的患者。

3. 新发病并与1型糖尿病鉴别困难的消瘦的糖尿病患者。

4. 出现无明显诱因的体重下降的糖尿病患者。

5. 特殊情况下胰岛素的应用　①初诊2型糖尿病患者的高血糖。②妊娠。③围手术期。④急性并发症或应激状态，如酮症酸中毒、非酮症性高渗性状态、乳酸性酸中毒、严重感染等。⑤严重并发症，如重症糖尿病肾病、糖尿病足等。⑥继发性糖尿病和特异性糖尿病。⑦合并其他一些严重的疾病，如冠心病、脑血管病、血液病、肝病等。

（三）实施步骤

1. 注射前准备

（1）核对医嘱信息，包括患者的姓名、性别、年龄、诊断、胰岛素剂型、注射剂量、注射时间。

（2）患者评估及准备：①评估患者的病情和血糖水平、注射部位的皮肤、配合能力、有无乙醇及胰岛素过敏史等，并确定患者的食物的准备及进餐时间；②向患者解释说明注射胰岛素的目的、注意事项和配合技巧；③确定患者的进餐时间，协助患者取舒适体位。

（3）自身准备：修剪指甲、清洁双手、戴口罩、衣冠整洁。

（4）环境准备：环境宽敞明亮、舒适整洁、温度适宜。

（5）用物准备：①胰岛素准备，核对胰岛素笔芯的名称、剂型；检查是否在有效期内、有无变质、外观有无异常；如是新换的笔芯，注射前30min 需从冰箱取出回暖；如果是使用中的胰岛素，检查笔芯中是否有足够量的胰岛素；②检查胰岛素笔的构件是否齐全、性能是否完好、能否正常使用；③无菌盘、弯盘、胰岛素笔、胰岛素针头、75%的乙醇、棉签、医嘱执行单、签字笔、锐器盒、生活垃圾桶、医用垃圾桶等。

2. 注射操作步骤　胰岛素笔规范注射操作步骤见图15-3。

注射前洗手

核对胰岛素类型和注射剂量

安装胰岛素笔芯

预混胰岛素需充分混匀

正常安装胰岛素注射笔用针头，排尽笔芯内空气，将剂量旋至所需刻度

检查注射部位及消毒

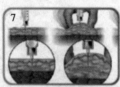

根据胰岛素注射笔针头的长度明确是否捏皮及进针的角度。绝大多数成人4mm和5mm针头无需捏皮垂直进针即可

注射完毕后，针头置留至少10s后再拔出

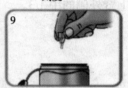

注射完成后立即旋上外针帽，将针头从注射笔上取下，并丢弃在锐器收纳盒中

图15-3　胰岛素笔规范注射标准9步骤

（四）胰岛素的注意事项

1. 胰岛素的贮存　未开封的胰岛素笔芯可以放置于冰箱冷藏室靠近冰箱门的位置保存（建议：冰箱内配有温度计，温度保持在2~8℃）。避免将胰岛素置于冷冻层中，同时尽量不要把胰岛素紧贴冰箱的内壁，避免因冰箱的内壁温度低而导致胰岛素结冰，一旦发现胰岛素已经结冰，应立即丢弃。在注射胰岛素之前，先确认是否存在结晶体、浮游物或颜色变化等异常现象。胰岛素初次使用后，应当在室温（15~30℃）下贮存不超过28d或按照生产厂家的建议贮存，且不超过有效期。正在使用的胰岛素不建议冷藏保存。

2. 胰岛素漏液　①由于针头和胰岛素笔芯之间密封不良导致药液从注射笔漏出。②针尖漏液：因为未正确按压拇指按钮或因为针头过快从注射部位拔出。③皮肤漏液（反流或逆流出注射部位）：因过快拔出针头或某些其他原因，如肥胖患者。④使用胰岛素笔注射在完全按下拇指按钮后，应在拔出针头前至少停留10s，从而确保药物全部被注入体内，同时防止药液渗漏。

3. 预混胰岛素注射前需摇匀　NPH 和预混胰岛素为云雾状的混悬液,在注射前须摇晃混匀,混匀不充分易造成胰岛素注射浓度不稳定,导致吸收不稳定,不利于血糖的平稳控制。美国糖尿病教育家协会(AADE)推荐,建议通过在手掌中水平滚动或上下翻动 10 次以混匀"云雾状"胰岛素。在注射前应该将剂量调节旋钮拨至 2U,针尖向上直立排气,保证针尖处有胰岛素流出。如果使用清亮胰岛素制剂,则不需要该步骤。

4. 注射部位的选择　根据可操作性、神经及主要血管之间的距离、皮下组织的状况等,人体适合注射胰岛素的部位是腹部、大腿外侧、上臂外侧和臀部外上侧。如图 15-4 所示,腹部边界:耻骨联合以上约 1cm,最低肋缘以下约1cm,脐周 2.5cm 以外的双侧腹部;双侧大腿前外侧的上 1/3;双侧臀部外上侧;上臂外侧的中 1/3。

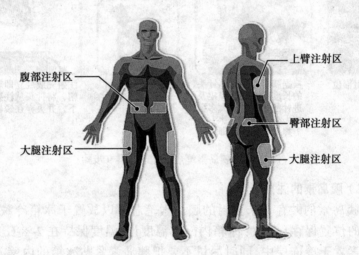

图 15-4　胰岛素皮下注射部位

此外,还应考虑胰岛素在不同部位吸收的差异性。不同的注射部位,吸收胰岛素的速度快慢不一,腹部最快,其次依次为上臂、大腿和臀部。

5. 注射部位的轮换　胰岛素属于生长因子,有促进脂肪合成的作用,反复在同一部位注射会导致该部位皮下脂肪增生而产生硬结,在该部位注射胰岛素将导致药物吸收率下降,吸收时间延长,进而导致血糖波动。因此在平时的注射中要注意注射部位的轮换。注射部位的轮换包括不同注射部位之间的轮换(图 15-5)和同一注射部位内的轮换(图 15-6)。

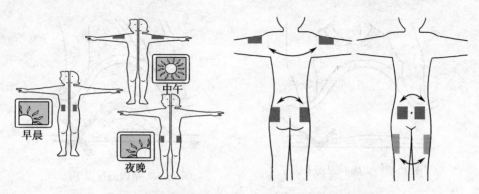

图 15-5　胰岛素不同注射部位之间的轮换参考示意图

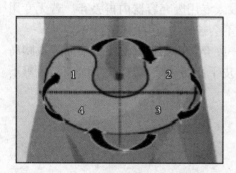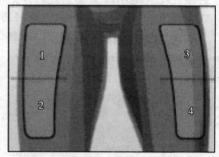

图 15-6　胰岛素同一注射部位之间的轮换参考示意图

　　注射部位不同,其胰岛素吸收速率不同。因此,为了准确预测每次注射胰岛素后的药效,必须严格遵守"每天同一时间,注射同一部位""每天不同时间,注射不同部位"或"左右轮换"。同一注射部位内的轮换要注意注射点与注射点之间至少距离 1cm;应从上次的注射点移开约 1cm 的距离进行下次注射;尽量避免在 1 个月内重复使用同一个注射点,一旦发现注射部位出现疼痛、凹陷、硬结,应立即停止在该部位注射,直至症状消失。

　　6. 注射部位的检查和消毒　患者应于注射前检查注射部位,不可在皮下脂肪增生、炎症、水肿、溃疡或感染的部位注射;注射时,应保持注射部位的清洁,皮肤消毒需选用 75% 的乙醇或消毒棉片,并且要待干后再注射。

　　7. 捏皮　注射前,应逐一检查相应的注射部位,根据患者的体型、注射部位皮肤厚度及针头长度,以确定是否需要采用捏皮注射及注射角度。捏皮的正确手法是用拇指、示指和中指提起皮肤。如果用整只手提捏皮肤,有可能将肌肉及皮下组织一同捏起,导致肌内注射(图 15-7,图 15-8)。提倡使用 4mm 针头。应用 4mm 针头无需捏皮,且可采用与皮肤垂直进针。

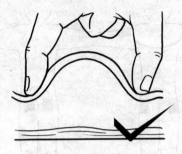

图 15-7 正确的捏皮手法

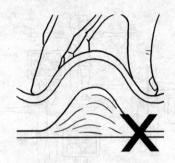

图 15-8 错误的捏皮手法

8. 注射器材的规范废弃 处理废弃的针头或者注射器的最佳方法是将注射器或注射笔用针头套上外针帽后放入专用废弃容器内再丢弃。若无专用废弃容器,也可使用加盖的硬壳容器等不会被针头刺穿的容器替代。

9. 胰岛素注射时严格遵守"一针一废弃",避免重复使用针头而导致胰岛素注射剂量的不准确、疼痛、皮肤感染、皮下脂肪硬结、腹部皮下组织增生等不良事件的发生。

第十六章 胰岛素泵注射技术

胰岛素泵是人工智能控制的胰岛素输入装置。胰岛素泵治疗是通过人工智能控制,以可调节的脉冲式皮下输注方式,模拟体内基础胰岛素分泌;同时在进餐时,根据食物种类和总量设定餐前胰岛素及输注模式以控制餐后血糖。自第一台胰岛素泵问世以来,胰岛素泵得到了不断地发展,从体积庞大,到便携小巧,并不断实现胰岛素的精准输注,能更好地实现糖尿病患者的血糖控制。本章以美敦力泵为例,介绍胰岛素泵注射技术。

一、胰岛素泵的工作原理

人体的生理状态下胰岛素分泌分为两部分:一是基础胰岛素分泌,是指不依赖于进食或空腹状态下的胰岛素分泌,24h 胰岛细胞持续脉冲式分泌微量胰岛素;二是刺激后胰岛素分泌,也叫餐时胰岛素分泌,是由进餐后高血糖刺激引起的大量胰岛素分泌。胰岛素泵通过人工智能控制,以可调节的脉冲式皮下输注方式,模拟体内基础胰岛素分泌来控制空腹血糖。在进餐时,根据食物种类和总量设定餐前大剂量及输注模式以控制餐后血糖。除此之外,胰岛素泵还可以根据活动量及血糖波动情况,随时调整胰岛素用量以达到治疗目的。

二、胰岛素泵系统构成

胰岛素泵系统是由泵主体、一次性储药器、一次性输注管路及相关配件共同构成。

1. 泵主体 泵主体是由含微电子芯片的人工智能控制系统、电池驱动的机械泵系统组成。微电子芯片是胰岛素泵工作的核心部件,负责记忆人为设定的胰岛素基础率、餐前大剂量与输出时间,检测当前储药器内剩余的胰岛素量及已注射的胰岛素剂量和时间,检测输注管路压力和电子系统自检,检测到异常时发出警报功能等。机械泵系统是胰岛素泵的动力部分,可通过推动推杆,微量而精确地推动储药器后方的橡皮活塞,将胰岛素准确地通过输注管路输入体内。由于胰岛素的输注剂量最小步长可达到 0.05U,是极微量的,因此对机械泵系统的精度要求很高。

2. 储药器 储药器是用于存储从胰岛素泵及输注管路向皮下输注的胰岛素装置。

3. 输注管路　输注管路主要有 3 个部分组成:储药器连接器、输注软管和针头组件。管路一端为储药器接头,与储药器相连。另一端为插入位点,与身体相连。由于胰岛素泵是输注极微量的胰岛素到体内,这样就要求输注管路所使用的材料不能吸附胰岛素、不能与胰岛素及其成分(如防腐剂)起反应。同时保证在患者舒适的前提下,管路弯曲不会造成内径和容积的改变。

4. 胰岛素泵相关配件

(1)泵袋:方便携带、保护设备、预防静电。

(2)泵夹:协助固定胰岛素泵。

(3)助针器:协助将输注管路中的针头快速植入皮下。

三、胰岛素泵治疗目的和意义

1. 胰岛素泵有利于更好地控制血糖　①可减少胰岛素吸收的变异。②可平稳控制血糖,减少血糖波动。③可明显减少低血糖发生的风险。④更少地增加体重。⑤改善糖尿病围手术期的血糖控制。

2. 胰岛素泵可提高患者生活质量　①可提高患者的治疗依从性。②提升患者满意度。

四、胰岛素泵治疗的适应范围

1. 短期胰岛素泵治疗的适应范围

(1)1 型糖尿病患者和需要长期胰岛素强化治疗控制血糖的 2 型糖尿病患者。

(2)需要短期胰岛素强化治疗的新诊断或已诊断的 2 型糖尿病患者。

(3)2 型糖尿病患者伴应激状态。

(4)妊娠糖尿病、糖尿病合并妊娠及计划受孕的糖尿病患者。

(5)糖尿病患者围手术期的血糖控制。

(6)2 型糖尿病需暂时应用大量糖皮质激素患者。

2. 长期胰岛素泵治疗的适应范围

(1)1 型糖尿病患者。

(2)需要长期使用胰岛素强化治疗的 2 型糖尿病患者,特别是血糖波动大,虽采用多次胰岛素皮下注射方案,血糖仍然无法得到平稳控制者;黎明现象严重导致血糖总体控制不佳者;频发低血糖,尤其是夜间低血糖、无感知低血糖和严重低血糖者;作息时间不规律,不能按时进餐者;不愿意接受胰岛素每日多次注射,要求提高生活质量者;胃轻瘫或进食时间长的患者。

(3)需要长期胰岛素替代治疗的其他类型糖尿病,如胰腺切除术后等。

3. 胰岛素泵不适应范围

（1）不宜短期使用胰岛素泵治疗者,如酮症酸中毒、高血糖高渗性昏迷或伴严重循环障碍的高血糖患者。

（2）不宜长期使用胰岛素泵治疗者,包括不需长期使用胰岛素者、有皮下输注管过敏者、不愿长期皮下埋置输注管或不愿长期戴泵者、经培训后仍然无法正确掌握使用胰岛素泵者、伴有严重心理障碍或精神异常者、年幼或年长无监护人陪伴且生活不能自理者。

五、实施步骤

1. 操作前准备

（1）核对医嘱:包括患者的姓名、床号、诊断、胰岛素的剂型。

（2）患者评估:评估患者病情、血糖、过敏史、注射部位皮肤情况、合作程度、胰岛素泵知识的了解情况、有无乙醇过敏史。

（3）向患者解释上胰岛素泵的目的、过程、注意事项及配合技巧。

（4）用物准备:治疗盘、治疗巾、胰岛素泵、短效或速效胰岛素笔芯、胰岛素耗材（储药器和输注管路）、助针器、75%的乙醇、棉签、敷贴;并检查相应用物的有效期、性能、质量。

（5）自身准备:操作前清洁双手、戴口罩、衣帽整洁、修剪指甲。

（6）环境准备:环境宽敞明亮、温度适宜。

2. 操作步骤

（1）核对、解释:携用物至床旁,核对患者的床号、姓名、手腕带、与患者沟通并取得患者配合。

（2）储药器抽药和排气:从包装中取出储药器,推杆来回推两次,让推杆与器壁得到充分的润滑。然后针尖垂直朝上插入笔芯中,缓慢拉动活塞让胰岛素装入储药器中,轻敲储药器壁,使可能存在的气泡上升到顶部,将其推入笔芯。胰岛素泵储药器排气示意图见图 16-1。

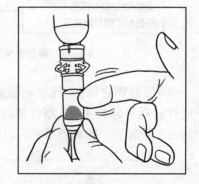

图 16-1　胰岛素泵储药器排气示意图

（3）连接输注管路:握住储药器逆时针转动,然后垂直向上将其从移液罩和笔芯瓶上拔出。把输注管路接头装到储药器上,通过顺时针转动将其固定。轻推活塞直到胰岛素进入管内,以排除储药器顶部的气泡。逆时针转动活塞杆,将其从储药器上拆下。切勿前后拉动活塞,导致空气进入。胰岛素泵连接输注管路操作示意图见图 16-2。

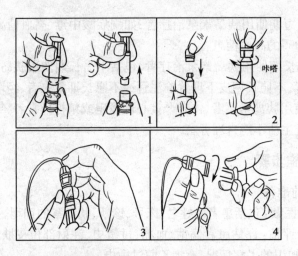

图 16-2　胰岛素泵连接输注管路操作示意图

（4）马达复位：马达复位之前，不要将储药器插进胰岛素泵内，否则会导致胰岛素输注不正确。在泵上进入主菜单→充盈→马达复位，屏幕上将出现"手动充盈，安装/固定储药器"的提示即松开按键，复位成功。胰岛素泵储药器安装马达复位示意图见图 16-3。

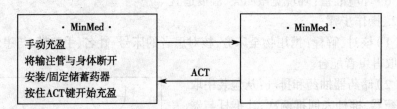

图 16-3　胰岛素泵储药器安装马达复位示意图

（5）安装固定储药器：储药器刻度向内，从泵的储药仓顶部插入储药器。顺时针转动管路接头 1/2 圈将其装好，接头应与电池帽的槽平行。需要时系上活动保护装置。胰岛素泵安装固定储药器操作示意图见图 16-4。

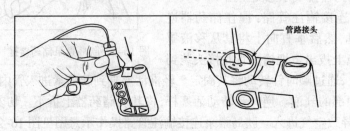

图 16-4　胰岛素泵安装固定储药器操作示意图

（6）排气：持续按住 ACT 键，直到针尖出现胰岛素液滴再松开，并确认输液管内没有气泡，此时即完成排气。

（7）设置基础率：主菜单→基础率→设定/编辑基础率，按 ACT，根据医嘱设定相应的基础率。设置好基础率后查看胰岛素泵上显示的总剂量与计算的总剂量是否一致，如一致，说明基础率设定正确，退出菜单即可。

（8）选择注射部位并植入管路：注射部位的选择同胰岛素笔注射。暴露注射部位，用 75% 的乙醇以注射点为中心，由内至外，环状消毒 3 次，待干后皮下注射。

（9）固定针头：用敷贴固定妥善固定好针头，并标明上泵日期、时间和上泵者姓名。

（10）进行定量充盈：主菜单→充盈→定量充盈。用于将胰岛素充满引导针拔出后软管中留下的空隙，一般 6mm 软针为 0.3U，9mm 软针为 0.5U。如果使用的是没有引导针的泵管，则该步骤省略。

（11）遵医嘱餐前追加大剂量。餐前大剂量操作方法：按一下大剂量“B”键，再按“↑”或“↓”调节剂量，最后按“ACT”确认即完成餐前大剂量输注。以丹纳胰岛素泵为例的餐前大剂量操作步骤见图 16-5 所示，即在屏幕无显示的状态下，按三下“N”键，再按一下“S”键调节注射剂量，最后按两下“S”键即可。

3. 操作后处理

（1）整理用物：垃圾分类。

（2）患者的处理：协助患者取舒适体位，向患者解释说明胰岛素泵的使用方法和注意事项。

（3）操作者处理：洗手、摘口罩。

（4）记录：签名、记录执行时间。

4. 撤泵

（1）评估患者血糖情况，核对医嘱。

（2）双人确认患者信息。

（3）拔除管路，按医疗废物规范要求处置。

（4）用棉签轻按穿刺点，观察输注部位皮肤情况。

（5）设置基础率为零。

（6）胰岛素泵清洁与归位。

（7）做好记录。

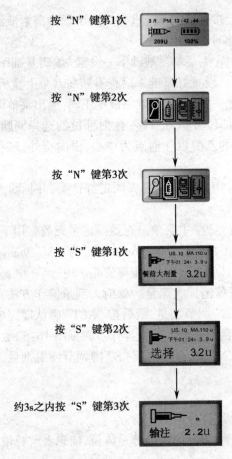

图 16-5　胰岛素泵餐前大剂量操作步骤示意图

六、注意事项

1. 不可自行拆开胰岛素泵机体或操作任何内部组件。

2. 胰岛素泵只能与说明书指定的输注导管、储药器及其配件配套使用，不可将泵与其他输注系统及配件混合使用。

3. 每 3d 更换 1 次输注管路，并注意注射部位的轮换。

4. 在泵开始使用时、排除泵报警后及泵被摔后必须先检查时间、日期及基础率是否正确。

5. 每班检查植入部位有无红肿、过敏，管路是否有回血等情况。当发现血糖异常升高或怀疑胰岛素输注无效时，及时查看植入部位是否管路松动，体表有无胰岛素漏出，如有，更换管路或更换注射部位。

6. 每班检查胰岛素泵是否正常工作，泵管有无脱出。

7. 戴泵患者在接受 X 射线、磁共振成像和 CT 扫描或其他放射线检查,必须把胰岛素泵暂时取下,以免损坏胰岛素泵。

8. 胰岛素泵需要避免静电、浸水、撞击和磁场。

七、常见的故障与处理

胰岛素泵是一种高精密的医疗设备,具有一套复杂的安全检查网络和系统,当机器在运转过程中发生一些异常情况时,胰岛素泵就会发生报警,背景灯打开,屏幕上出现相应的信息,提示我们需要处理。一些常见的胰岛素泵报警及处理方法见表 16-1。

表 16-1 胰岛素泵常见的报警及处理方法

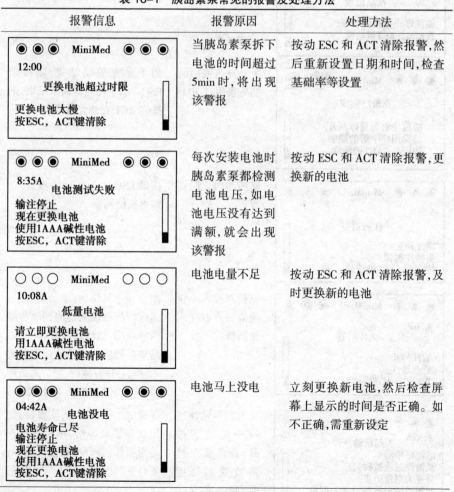

报警信息	报警原因	处理方法
MiniMed 12:00 更换电池超过时限 更换电池太慢 按ESC,ACT键清除	当胰岛素泵拆下电池的时间超过 5min 时,将出现该警报	按动 ESC 和 ACT 清除报警,然后重新设置日期和时间,检查基础率等设置
MiniMed 8:35A 电池测试失败 输注停止 现在更换电池 使用1AAA碱性电池 按ESC,ACT键清除	每次安装电池时胰岛素泵都检测电池电压,如电池电压没有达到满额,就会出现该警报	按动 ESC 和 ACT 清除报警,更换新的电池
MiniMed 10:08A 低量电池 请立即更换电池 用1AAA碱性电池 按ESC,ACT键清除	电池电量不足	按动 ESC 和 ACT 清除报警,及时更换新的电池
MiniMed 04:42A 电池没电 电池寿命已尽 输注停止 现在更换电池 使用1AAA碱性电池 按ESC,ACT键清除	电池马上没电	立刻更换新电池,然后检查屏幕上显示的时间是否正确。如不正确,需重新设定

续表

报警信息	报警原因	处理方法
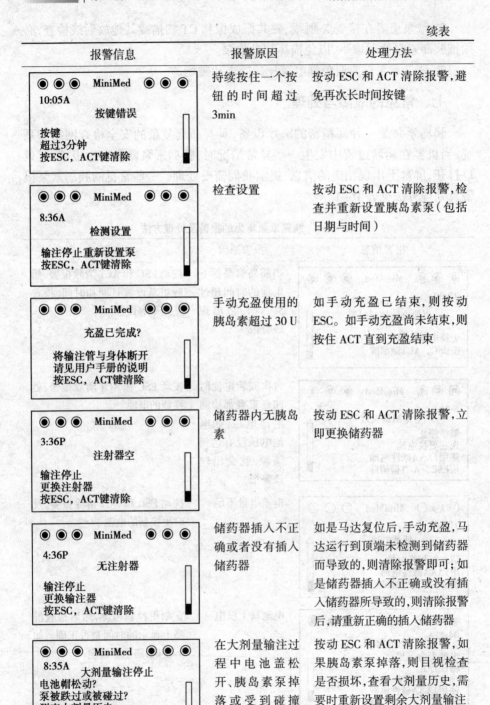 ◎ ◎ ◎ MiniMed ◎ ◎ ◎ 10:05A **按键错误** 按键 超过3分钟 按ESC，ACT键清除	持续按住一个按钮的时间超过3min	按动 ESC 和 ACT 清除报警，避免再次长时间按键
◎ ◎ ◎ MiniMed ◎ ◎ ◎ 8:36A **检测设置** 输注停止重新设置泵 按ESC，ACT键清除	检查设置	按动 ESC 和 ACT 清除报警，检查并重新设置胰岛素泵（包括日期与时间）
◎ ◎ ◎ MiniMed ◎ ◎ ◎ **充盈已完成？** 将输注管与身体断开 请见用户手册的说明 按ESC，ACT键清除	手动充盈使用的胰岛素超过 30 U	如手动充盈已结束，则按动 ESC。如手动充盈尚未结束，则按住 ACT 直到充盈结束
◎ ◎ ◎ MiniMed ◎ ◎ ◎ 3:36P **注射器空** 输注停止 更换注射器 按ESC，ACT键清除	储药器内无胰岛素	按动 ESC 和 ACT 清除报警，立即更换储药器
◎ ◎ ◎ MiniMed ◎ ◎ ◎ 4:36P **无注射器** 输注停止 更换输注器 按ESC，ACT键清除	储药器插入不正确或者没有插入储药器	如是马达复位后，手动充盈，马达运行到顶端未检测到储药器而导致的，则清除报警即可；如是储药器插入不正确或没有插入储药器所导致的，则清除报警后，请重新正确的插入储药器
◎ ◎ ◎ MiniMed ◎ ◎ ◎ 8:35A **大剂量输注停止** 电池帽松动？ 泵被跌或被碰过？ 测查大剂量历史 如需要请您重新设置大剂量 按ESC，ACT键清除	在大剂量输注过程中电池盖松开、胰岛素泵掉落或受到碰撞时、胰岛素泵受到静电冲击	按动 ESC 和 ACT 清除报警，如果胰岛素泵掉落，则目视检查是否损坏，查看大剂量历史，需要时重新设置剩余大剂量输注

续表

报警信息	报警原因	处理方法
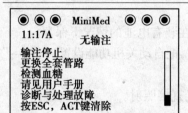	胰岛素泵检查到管路阻塞	（1）检查血糖，必要时皮下注射胰岛素 （2）检查注射器内是否有胰岛素，管路是否扭结 （3）如管路扭结排除，按 ESC 和 ACT 清除警报。屏幕将显示两个选项：恢复输注和马达复位，选择恢复 （4）如胰岛素用尽，则按动 ESC 和 ACT 清除警报，选择马达复位，更换注射器和输注管路 （5）排除了上述问题后反复报警，需进行分段检测：①在快速分离器处断开身体与泵的连接，设置 10 个单位定量充盈；②观察快速分离器处是否有胰岛素流出，如有，则更换输注管路；③如没有并再次报警，则再用空泵定量充盈 10 个单位；④观察是否还有报警，如无报警，则更换整套管路；⑤如还报警，拨打服务热线
MiniMed 12:05A 马达错误 输注停止 断开管路 按ESC，ACT键清除	常见报警原因：①马达复位过程中按动 ESC 键；②充盈时暂停；③胰岛素泵被摔或碰撞；④管路连接问题；⑤胰岛素泵被暴露在强磁场中	清除报警，进行马达位移实验，若不能通过实验，联系厂家；若通过，参照各相关报警处理流程做进一步处理
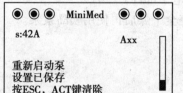	胰岛素泵暴露在强磁场中，导致监控马达移动的部件被损坏	（1）清除报警 （2）通过马达位移测试，更换管路，再检测 （3）不能通过马达位移测试，拨打服务热线

八、日常维护

1. 胰岛素泵的保存

（1）当需要拆下和保存胰岛素泵时，建议在装有电池的情况下保存。

（2）为了节省电池，应把基础率设置为"0"，把自动关机功能设置为"——"或零。

（3）放置于室温下，清洁干燥处，避免阳光直接照射。

2. 胰岛素泵的清洁

（1）只能使用湿布和温和清洗剂水溶液清洁泵表面，擦完后再用清水擦洗，然后使用干布擦干，使用75%的乙醇擦拭消毒。

（2）严禁使用打火机油、指甲油清除剂、油漆稀释剂等擦洗泵，避免使用任何润滑剂。

（3）保持储药室和电池室干燥，避免受潮。

3. 避免极端温度

（1）避免把胰岛素泵放置在温度高于40℃或低于0℃的环境中。

（2）在寒冷天气位于室外时，必须贴身戴胰岛素泵并使用保暖衣物盖住。处于较热环境时，必须采取措施冷却胰岛素泵和胰岛素。

（3）严禁对胰岛素泵进行蒸汽灭菌或高压灭菌。

4. 避免碰撞和跌落，如已发生，对胰岛素泵进行如下检查

（1）检查所有连接是否牢固。

（2）检查液晶显示器、按键和泵壳体是否出现裂纹或损坏。

（3）检查输注管路（包括管接头和输液管）是否存在裂纹或损坏。

（4）查看状态屏幕、基础率及其他设置。

（5）从设置菜单中执行自检。

5. 避免浸水，如已发生，按以下方法进行处理

（1）轻敲外壳除去表面的水。

（2）打开储药仓，检查储药仓和注射器内是否进水，如潮湿，则在浸水后10min内将其完全擦干、晾干。

（3）使注射器完全干燥，不要把潮湿的注射器放进泵内。

（4）不要使用热吹风，否则会损害泵内的电子部件。

（5）检查电池仓和电池，如潮湿，则等其完全干燥后再使用胰岛素泵。

（6）进行1次自检。

6. 避免磁场干扰。

第十七章 尿液检查

第一节 24h尿蛋白定量检测

（一）目的和意义

糖尿病肾病（GN）是糖尿病患者常见慢性并发症之一，糖尿病患者通常通过检测 24h 尿白蛋白定量、微量蛋白尿来评估患者的肾功能，为糖尿病肾病的早期诊断提供依据。

（二）适应范围

适用于 1 型糖尿病或 2 型糖尿病患者筛查是否有肾病。

（三）实施步骤

1. 患者于早上 7：00 排尿，无论有无尿意排空膀胱。

2. 7：00 以后每次排尿直至次日早上 7：00，无论有无尿意，排最后一次小便均留于 24h 小便标本的容器中。

3. 留取标本的过程中，7：00 以后患者第 1 次小便倒入 24h 小便标本的容器后，报告责任护士并加入防腐剂（甲苯）5~10ml，以防细菌分解尿液中的成分，影响检查结果。

4. 24h 小便标本收集完毕后，责任护士记录尿液总量，并将容器内所有小便混合均匀，然后从中间取 10ml 送检，其余尿液倒掉。

（四）注意事项

1. 尿量将直接影响检查结果，因此必须是 24h 所有小便。

2. 尿标本中严禁污染或混入异物，经期不宜留取标本。

3. 尽管 24h 尿白蛋白定量是判定肾病是否发生的可靠指标，但是不能单凭 1 次的定量检查结果异常就判定受检者发生了糖尿病肾病。临床确诊糖尿病肾病，通常需要重复检查，3 次及以上的 24h 尿白蛋白定量指标均高于正常参考范围，才可以诊断。

（五）正常参考值和临床意义

1. 24h 尿蛋白定量的参考值为 0.00~0.15g。

2. 根据 24h 尿白蛋白量，可将糖尿病肾病分为五期

（1）第 I 期——肾小球高滤过期：此期肾小球滤过率增加，无临床表现。

（2）第Ⅱ期——无临床表现的肾损害期：此期可出现间断微量白蛋白尿，患者休息时尿白蛋白排泄率（UAE）正常，UAE<30mg/d。

（3）第Ⅲ期——早期糖尿病肾病期：此期以持续性微量白蛋白尿为标志，尿UAE为30~300mg/d。

（4）第Ⅳ期——临床糖尿病肾病期：此期出现显性白蛋白尿，部分可表现为肾病综合征，UAE>500mg/d。

（5）第Ⅴ期——肾衰竭期，此期出现大量蛋白尿。

第二节　尿　糖　检　测

（一）目的和意义

虽然血糖监测是最理想的血糖监测手段，但因条件所限无法监测血糖时，也可通过尿糖监测间接评估血糖水平。尿糖监测的优点在于简单易行，受检者没有痛苦，花费低。

（二）适应范围

血糖监测受限时，通过检测尿糖来判断血糖水平。

（三）实施步骤

尿糖测定包括班氏试剂法、尿糖试纸法。前者操作繁琐，已被淘汰。尿糖试纸的品种很多，但测定方法基本相同，具体操作如下：将试纸条有试剂的一端浸入盛有新鲜尿液的容器中，1~2s后取出，1min后，将试纸试剂一端改变后的颜色与试纸瓶上的标准比色板对比，根据颜色就可大概判断出尿糖的含量，尿糖的结果记录以"+""-"表示。

根据尿标本留取方法的不同，尿糖测定主要包括四段尿和随机尿的测定3种。

1. 四段尿糖测定法

（1）第一段尿：早上7：00排尽尿液并丢弃，此后一直到中午12：00的尿液收集于容器中，将容器内尿液混合均匀后用尿糖试纸测试尿糖。该尿糖值反映上午的平均血糖水平。

（2）第二段尿：中午12：00之后到下午16：00的尿液收集为第二段尿，将容器内尿液混合均匀后用尿糖试纸测试尿糖。该尿糖值反映下午的平均血糖水平。

（3）第三段尿：16：00到晚21：00点的尿液收集为第三段尿，将容器内尿液混合均匀后用尿糖试纸测试尿糖。该尿糖值反映晚间睡前平均血糖水平。

（4）第四段尿：晚21：00到次日7：00的尿液收集为第四段尿，将容器内尿液混合均匀后用尿糖试纸测试尿糖。该尿糖值反映夜间平均血糖水平。

2. 随机尿监测法　指随时排尿随时检测尿糖。随机尿糖测定是反映从上次排尿到当前排尿这一时期的平均血糖水平。

（四）注意事项

1. 测定时需将留取的尿标本混匀后再进行尿糖测定。

2. 取出尿糖试纸时避免手污染试纸的试剂端。

3. 尿糖试纸取出后立即盖紧瓶塞，保存在阴凉干燥处。

4. 尿糖试纸均为半定量检测，因此不如血糖监测精确，如尿糖为（++++），血糖可以为 20mmol/L，也可以为 30mmol/L。

5. 尿路感染、月经、某些口服药物可影响检查结果。

6. 尿糖测定不能发现或预示低血糖，因此对发现低血糖没有帮助。

7. 进行尿糖测定时要排除年龄、妊娠、肾功能等因素对尿糖结果的影响，否则监测意义不大。

（五）正常参考值和临床意义

尿糖不能反映即刻血糖水平，而是反映从上次排尿到当前排尿这一期间的平均血糖水平。尿糖的控制目标是任何时间的尿糖测定均为阴性，与尿糖结果相对应的血糖值见表 17-1。

表 17-1　尿糖与血糖的关系

尿糖	血糖（mmol/L）
±	8.0~10.0
+	10.0~12.8
++	12.8~15.5
+++	15.5~17.8
++++	>17.8

第三节　尿 酮 检 测

（一）目的和意义

糖尿病患者出现糖代谢紊乱加重时，脂肪的动员增加，经氧化分解产生大量乙酰乙酸、β-羟丁酸和丙酮，三者统称为酮体，由尿中排出即为尿酮。尿酮是糖尿病患者酮症酸中毒的表现。尿酮监测对评估患者有无酮症酸中毒有指导意义。

（二）适应范围

1. 血糖 >13.9mmol/L 时。

2. 有恶心、呕吐等症状时。

3. 有感冒或身体不适等情况时。

4. 有创伤、手术等应激时。

5. 妊娠。

（三）实施步骤

尿酮体的检测方法有试纸法、湿化学法和片剂法。试纸法是目前临床上最常用的尿酮体筛检方法，检测过程简易快速，尤其适合于床边检验。具体方法：将尿酮体试纸浸入尿液中，约 1s 后取出，2min 后观察试纸颜色变化，并与标准色板对照，即可得出测定结果。其结果记录方式为"+""-"。

（四）注意事项

1. 尿液必须新鲜，及时检测，以免因酮体的挥发或分解出现假阴性结果或结果偏低。

2. 除糖尿病酮症酸中毒可引起尿酮体阳性外，非糖尿病患者在出现感染性疾病、严重呕吐、腹泻，长期饥饿、禁食，全身麻醉后、磷中毒、服用双胍类降糖药等情况时均可出现尿酮体阳性。因此在进行尿酮体检测结果的分析时，应结合患者具体情况。

（五）正常参考值和临床意义

正常人尿酮的定性监测应为阴性。不同病因、同一患者在不同病程酮体结果可有差异，分析结果时须注意病因和病程的发展，否则可导致对检验结果的误判，结果分析具体见表 17-2。

表 17-2 尿酮体结果分析

尿酮体定性	试纸颜色	酮体定量（mg/100ml）
-	淡黄色	无
+	深黄色	<15
++	淡紫色	15~40
+++	紫色	40~80
++++	深紫色	>80

第十八章　神经系统检查

糖尿病神经病变主要包括中枢神经病变和周围神经病变,其中以周围神经病变最常见。糖尿病周围神经病变筛查工具包是糖尿病神经病变简便、有效的筛查工具,包括触觉、温觉、痛觉、震动、踝反射5项检查。

糖尿病患者在排除其他原因引起的神经病变的情况下,有疼痛、麻木、感觉异常等临床症状加上以上5项检查中任1项异常或无临床症状者加上5项检查中任2项异常则可诊断为糖尿病周围神经病变。

第一节　10g尼龙丝试验

（一）目的及意义

检查患者足部压力性感觉是否存在,初步评估患者末梢感觉神经的功能情况。

（二）适应范围

可疑有足部压力性感觉缺失的糖尿病患者。

（三）实施步骤

1. 嘱患者平卧、闭眼,全身放松。

2. 用10g尼龙丝试测患者手部表皮,让其明确该感觉。

3. 检测双足拇趾及第Ⅰ、第Ⅴ跖骨头掌面（图18-1）,询问患者是否感觉到刺激。

4. 测试时,让尼龙丝垂直接触检测部位皮肤1~2s,用力刚好使尼龙丝弯曲（图18-2）,每个部位间隔2~3s。

（四）注意事项

1. 避开胼胝、溃疡、皮肤过度角化部位。

2. 尼龙丝不能在皮肤上滑动,如果出现上述情况,重复测试该部位。

3. 尼龙丝弯曲及时更换。

（五）正常值及临床意义

1. 测定3个点,2次回答正确为保护性感觉存在。

2. 检测结果异常时,提示患者保护性感觉缺失,为糖尿病足溃疡高危人群,考虑糖尿病周围神经病变可能性大,需结合临床进一步检查。

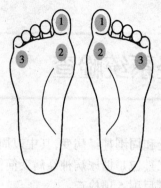

图 18-1　检测足底感觉示意图　　　图 18-2　尼龙丝接触检测部位弯曲示意图

第二节　温度觉检测

（一）目的及意义

通过测定足部对冷、热的不同反应,初步评估末梢感觉神经的功能情况。

（二）适应范围

可疑有足部温度觉缺失的糖尿病患者。

（三）实施步骤

1. 嘱患者平卧、闭眼,全身放松。

2. 用带聚酯端的金属棒接触足背皮肤任一部位(图 18-3),停留 1~2s,1 次即可,接触时先用非金属端(聚酯端),再用金属端。

（四）注意事项

避开胼胝、溃疡、皮肤过度角化部位。

（五）正常值及临床意义

1. 能正确感知冷、热温度变化为正常。

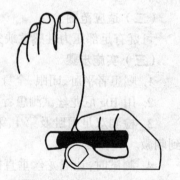

图 18-3　足背温度觉检测示意图

2. 温度觉减弱或消失为糖尿病足溃疡高危人群,考虑糖尿病周围神经病变可能性大,需结合临床进一步检查。

第三节　针刺痛觉检测

（一）目的及意义

通过测定足部对针刺疼痛的不同反应,初步评估末梢感觉神经的功能情况。

（二）适应范围

可疑有足部保护性感觉缺失的糖尿病患者。

（三）实施步骤

1. 嘱患者平卧、闭眼，全身放松。

2. 以大头针轻刺患者手部皮肤，让其感知。

3. 检测双足蹈趾及第一、第五跖骨头的掌面足部皮肤（图18-4），嘱患者感到疼痛时做出反应，须确定感觉到的是疼痛还是触觉。

（四）注意事项

避开胼胝、溃疡、皮肤过度角化部位。

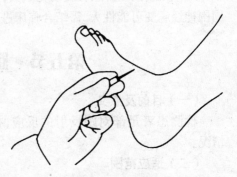

图18-4 足部针刺痛觉检测示意图

（五）正常值及临床意义

1. 3个部位都有痛觉为正常；1个部位没有痛觉为减弱；3个部位均没有痛觉为消失。

2. 痛觉减弱或消失为糖尿病足溃疡高危人群，考虑糖尿病周围神经病变可能性大，需结合临床进一步检查。

第四节 音叉震动觉

（一）目的及意义

检测足部对震动觉的敏感性，初步评估患者末梢感觉神经的功能情况。

（二）适应范围

可疑有足部震动觉缺失的糖尿病患者。

（三）实施步骤

1. 嘱患者平卧、闭眼，全身放松。

2. 用128Hz的音叉敲打后，将末端置于患者腕或肘、锁骨，让其感知。

3. 检测双足蹈趾背面的骨隆突处（图18-5），询问患者是否感知。

4. 测试时，音叉垂直于被测部位，每个部位测3次。

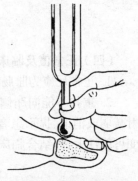

图18-5 音叉震动觉检测示意图

（四）注意事项

避开胼胝、溃疡、皮肤过度角化部位。

（五）正常值及临床意义

1. 3 次中 2 次回答正确为震动觉正常。

2. 异常结果时,患者震动觉缺失,为糖尿病足溃疡高危人群,考虑糖尿病周围神经病变可能性大,需结合临床进一步检查。

第五节　踝反射检查

（一）目的及意义

检测患者足部对踝反射的反应,初步评估患者末梢深感觉神经的功能情况。

（二）适应范围

可疑有足部踝反射异常的糖尿病患者。

（三）实施步骤

1. 嘱患者仰卧,膝关节稍屈曲,下肢取外旋外展位。

2. 检查者用左手轻托患者足底,使足呈过伸位,右手持叩诊槌叩击跟腱（图 18-6）。

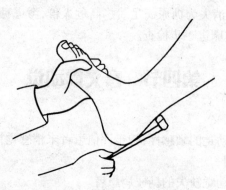

图 18-6　踝反射检查示意图

（四）正常值及临床意义

1. 正常反应为腓肠肌收缩,足向跖面屈曲。

2. 重扣不能向跖侧屈曲者,为踝反射缺失;屈曲不明显者,为减弱。踝反射减弱或消退,提示患者末梢深感觉神经的功能异常,考虑糖尿病周围神经病变可能性大,需结合临床进一步检查。

第六节 神经肌电图

　　神经肌电图检查对糖尿病周围神经病变的诊断具有重要意义,它在糖尿病周围神经病变早期,甚至是周围神经病变临床症状出现之前就已有明显的变化,故对糖尿病周围神经病变具有早期诊断价值,也可用于临床疗效的评估。

第十九章 其他相关检查

一、体重测量

（一）目的及意义

肥胖可导致机体对胰岛素的敏感性降低，引起胰岛素抵抗，是 2 型糖尿病重要的发病原因之一。监测体重的意义在于评估营养状态，将体重控制在正常范围，预防相关并发症的发生、发展，并指导糖尿病的治疗。

（二）适应范围

糖尿病患者在入院时，均应进行体重的测量和评估。而糖尿病肾病、糖尿病心力衰竭的患者，更要密切关注体重的变化。

（三）实施步骤

1. 受检者脱鞋帽，着薄内衣，站立于体重计中央，待体重计稳定后再读数，以千克（kg）为单位，精确到小数点后一位。

2. 体重的评估方法有两种，理想体重法和体重指数法。

（1）理想体重：理想体重的计算公式如下。

年龄 40 岁以下者：理想体重（kg）= 身高（cm）-105。

年龄 40 岁以上者：理想体重（kg）= 身高（cm）-100。

（2）体重指数：其计算公式为：体重指数（BMI, kg/m^2）= 体重（kg）/ 身高^2（m^2）。

（四）注意事项

体重应经常监测，至少每月测 1 次，必要时每周测 1 次。如需要对比体重变化情况者，建议在同一时间点、类似着装情况下测量体重。

（五）正常参考值及临床意义

1. 体重　理想体重 ±10% 的范围内为正常体重，低于理想体重的 20% 为消瘦，超过理想体重的 20% 为肥胖。

2. 体重指数　中国糖尿病学会建议暂用"中国肥胖问题工作组"建议的诊断对体重分型，具体划分标准见表 19-1。糖尿病患者应将体重控制在正常范围，体重指数应小于 24kg/m^2。

表 19-1　按体重指数对体重的分类及其分割点

体重分类	BMI（kg/m^2）
过低	<18.5
正常	18.5~23.9
超重	24.0~27.9
肥胖	≥28.0

二、腰臀比

（一）目的及意义

腰臀比主要用于评估机体脂肪的分布情况，是诊断腹部肥胖即向心性肥胖的重要指标。向心性肥胖患者其内脏脂肪增多更易导致胰岛素抵抗，因此向心性肥胖比全身性肥胖更容易引起血糖、血脂异常，对机体的危害也更大。腰臀比是通过对受检者腰围（WC）及臀围（HC）测量值的比值，监测该指标的主要意义在于诊断腹型肥胖，指导糖尿病的治疗及预测糖尿病患者合并心脑血管疾病的危险性。

（二）适应范围

糖尿病患者在入院时，均应进行腰臀比的评估。

（三）实施步骤

1. 测量腰围　受检者取卧位，软尺沿腋中线肋骨下缘和髂嵴连线中点水平绕腰围一周，以"cm"为单位，两次测量的平均值（吸气后测 1 次，呼气后测 1 次），精确到小数点后一位。

2. 测量臀围　受检者取卧位，软尺前经耻骨联合，两侧经股骨大转子，后经臀部最突出处的围度，以"cm"为单位，精确到小数点后一位。

腰臀比的计算公式为：腰臀比 = 腰围（cm）/ 臀围（cm）

（四）注意事项

测量腰围、臀围时，软尺以紧贴皮肤但不压迫皮肤为宜。腰围及腰臀比至少每月测 1 次，必要时每周测 1 次。因脂肪无论堆积在腰腹或内脏，都是难以直接测量的，腰围和腰臀比是间接反映脂肪堆积位置和程度，必要时可以进行定量 CT 或磁共振成像检查。

（五）正常参考值及临床意义

中国糖尿病学会建议暂用"中国肥胖问题工作组"腰围的控制标准：男性<85cm，女性 <80cm，此范围为诊断腹部脂肪积蓄的界值。腰臀比的理想比值：男性 0.85~0.90，女性 0.75~0.80，超过此值为向心性肥胖。

三、血压测量

（一）检查目的及意义

高血压是糖尿病常见的并发症或伴发病之一，二者通常紧密联系。国内外研究报道，糖尿病患者中高血压的发生率为 30%~80%。糖尿病与高血压二者并存将明显加速心血管病变、脑卒中、肾病、视网膜病变等的发生和发展，增加糖尿病患者死亡的风险。血压监测的意义在于了解糖尿病患者是否合并有高血压及目前的血压水平，对高血压的治疗及相关并发症的预防起指导作用。

（二）适应范围

1. 糖尿病患者无高血压者　应至少每 3 个月检查 1 次。

2. 糖尿病患者合并高血压者　应每天早晚测血压，并根据血压进行生活方式干预及调整降压药物剂量，无条件者至少每周测 1 次。

（三）实施步骤

采用符合国家标准的水银柱式血压计或者满足国际标准（BHS 或 AAMI）的电子血压计来进行测量，受检者静坐 5min 以上，取坐位（如果患者不能坐起，测量卧位血压），保持上臂和心脏在同一个水平线上，测量右上臂血压。

（四）注意事项

1. 受检者测量血压前 30min 内避免吸烟、饮酒、饮用含咖啡因的饮料、运动等，以免引起血压升高。

2. 取合适的体位，心脏水平、血压计零点刻度、测量肢体在同一水平。

3. 血压计至少每年校对 1 次，或怀疑血压计不准确时进行校对。

（五）正常参考值及临床意义

由于糖尿病与高血压并存时风险叠加，因此对糖尿病患者来说血压的控制更应严格，理想的血压控制目标为 <130/80mmHg。老年糖尿病患者血压控制目标可适当放宽，血压 <150/90mmHg。

四、血脂检测

（一）目的及意义

血脂的检查项目包括低密度脂蛋白（LDL）、高密度脂蛋白（HDL）、三酰甘油（TG）及总胆固醇（TC）等。2 型糖尿病患者常见的血脂异常为三酰甘油增高和高密度脂蛋白胆固醇（HDL-C）降低，血脂异常可增加糖尿病患者发生心脑血管病变和死亡的风险。血脂检查的意义是为了了解糖尿病患者的血脂水平，为高血脂的治疗、预后及心脑血管疾病的预防提供依据。

（二）适应范围

新诊断为糖尿病或血脂异常需要定期复查的患者。

（三）实施步骤

采集受检者空腹（禁食8~10h）状态下静脉血标本后及时送检。

（四）注意事项

1. 糖尿病患者初诊时应查1次血脂，如无异常，每3~6个月检查1次，至少也要每年检查1次。

2. 用调脂药物治疗者，需定期复查，根据复查结果指标来相应地增加检查次数。

（五）正常参考值及临床意义

糖尿病患者血脂的控制目标见本书第四章的糖尿病综合控制目标。

五、眼底检查

（一）检查目的及意义

糖尿病视网膜病变是导致糖尿病患者失明的主要原因，且随着病程和年龄的增长，患病率也随之上升。由于视网膜病变的早期一般不影响视力，而眼底检查则是发现早期视网膜病变的好方法，并为评价疗效和判断预后提供依据。

（二）适应范围

新诊断为糖尿病的患者评估眼底或定期的眼底复查。糖尿病一旦确诊，应立即检查1次，具体检查频率见表19-2。

表19-2 糖尿病患者眼底检查频率

人群类别	检查频率
无视网膜病变者	每年1次
轻度非增殖型视网膜病变者	每9个月1次
中度非增殖型视网膜病变者	每6个月1次
重度非增殖型视网膜病变者	每4个月1次
黄斑水肿者	每2~4个月1次
增殖型视网膜病变者	每2~3个月1次
妊娠糖尿病患者	每半个月1次

（三）实施步骤

检查宜在暗室中进行，患者多取坐位，检查者坐位或立位均可。检查右眼时检查者位于患者的右侧，用右手持镜，右眼观察；检查左眼时，则位于患者左侧，左手持镜，用左眼观察。如果仍不能看清眼底，说明眼的屈光间质有混浊，需进一步做裂隙灯检查。对小儿或瞳孔过小不易窥入时，常要散瞳观察，散瞳前必须排除青光眼。

（四）注意事项

散瞳检查者，其当天勿过多活动，以免发生跌倒等意外。

六、心脏检查

心血管并发症是糖尿病患者常见的并发症，并且是糖尿病患者死亡的主要原因，因此心脏检查尤为重要，主要为心电图和心脏彩超检查。

（一）目的及意义

1. 心电图检查旨在协助糖尿病患者心脏病的早期诊断，以便早期治疗，防止并发症的发展，为心血管并发症的治疗及预后提供依据。

2. 心脏彩超检查心脏形态学及心功能有无异常、心脏血流动力学有无变化及有无心包疾病等，用于评价经治疗后的疾病转归，并为治疗提供依据。

（二）适应范围

糖尿病一旦确诊，应立即检查 1 次，如果无心血管并发症或者患者病情稳定，心电图和心脏彩超应每年监测 1 次。

七、下肢多普勒超声检查

（一）目的及意义

糖尿病患者下肢动脉病变的主要原因是下肢动脉粥样硬化，可使下肢动脉缺血性溃疡，导致糖尿病足的发生，这是糖尿病足发生的重要原因之一。下肢多普勒超声检查主要用于检测下肢动脉的管腔内有无粥样斑块及其大小、动脉内膜的厚度、管腔的狭窄程度及血流量和血流速度等，是检查下肢血管的重要手段。

（二）适应范围

糖尿病一旦确诊，应立即检查 1 次，如无异常或者患者病情稳定，应每年检查 1 次。

八、经皮氧分压检查

（一）目的及意义

经皮氧分压（transcutaneous oxygen pressure，$TcPO_2$）检查是一种无创的微血管病变检测手段，可直接反映微循环的功能状态，早期用于发现糖尿病足溃疡危险、预测溃疡愈合可能、评价糖尿病足治疗效果、确定截肢平面等。

（二）适应范围

糖尿病一旦确诊，应立即检查 1 次，如无异常或者患者病情稳定，应每年检查 1 次。

（三）实施步骤

其操作简单，只需将传感器贴于患者皮肤表面，即可检测出血氧分压值。检查频率视患者的病情变化而定。

九、踝肱指数

（一）目的及意义

踝肱指数（ankle brachial index，ABI）即踝部动脉收缩压与肱动脉收缩压的比值，是用来评估周围血管状况的重要指标，用于糖尿病患者外周血管病变的诊断及预后的评估。

（二）适应范围

糖尿病一旦确诊，应立即检查 1 次，如无异常或者患者病情稳定，应每年检查 1 次。

（三）正常参考值及临床意义

ABI 正常参考值为 1.0~1.3；ABI ≤ 0.9 为轻度缺血；ABI 在 0.5~0.7 为中度缺血；ABI<0.5 为重度缺血；ABI>1.3 则高度怀疑下肢动脉钙化。

十、骨密度检查

（一）目的及意义

糖尿病患者因全身骨量丢失明显，而某些口服降糖药也可增加某些部位骨折的风险，较易发生骨质疏松。骨密度检查的目的及意义：①帮助了解患者全身骨密度状况及骨矿物质含量，预测骨折发生的危险程度，以便早期采取预防措施，防止骨折的发生；②为骨质疏松的治疗及预后提供依据，以便调整治疗方案。

（二）适应范围

糖尿病一旦确诊，应立即检查 1 次，如无异常或者患者病情稳定，应每年检查 1 次。

十一、足部检查

（一）检查目的及意义

糖尿病患者因神经末梢病变可引起感觉减退，加上血管病变导致下肢供血不足及感染，易致糖尿病患者发生足部溃疡。糖尿病足是糖尿病患者严重的慢性并发症之一，严重时可致截肢，足部检查对糖尿病足的预防和诊断具有重要意义。

（二）适应范围

糖尿病患者应自己每天检查双脚，如足部正常，应每年由专科医生检查 1

次;有糖尿病足危险因素者,每 3~6 个月由专科医生检查 1 次。

（三）实施步骤

检查项目包括血管状态、皮肤外观、足的形态、感觉、运动功能及自主功能,具体检查内容及常用临床检查方法见表 19-3。

表 19-3　糖尿病患者足部检查项目及方法

检查项目	检查内容	常用检查方法
足部外观	有无畸形、水肿、胼胝、溃疡等	足部 X 射线检查、足的压力检查
血管状态	足背动脉和胫后动脉搏动缺失、皮肤苍白、足凉、水肿	多普勒超声检查、经皮氧分压、血管超声等
感觉功能	有无触觉、温度觉减弱	10g 的尼龙丝触觉检查、128Hz 的音叉振动检查、温度阈值测定
自主功能	有无出汗减少、皮肤干燥开裂等	定量发汗试验、皮温图、皮肤表面温度测定
运动功能	有无肌张力、腱反射减弱	电生理检查

参考文献

［1］ Milnes JP, Cochrane S, Henderson J.Chronic disease in institutionalised patients.Using liaison nurses can improve follow up and care［J］.BMJ, 1997, 315（7121）: 1017-1023.

［2］ Malcolm JC, Maranger J, Taljaard M, et al.Into the abyss: diabetes process of care indicators and outcomes of defaulters from a Canadian tertiary care multidisciplinary diabetes clinic［J］. BMC health services research, 2013, 13（1）: 303.

［3］ Gunver SK, Michael M, Birgit Q, et al.Patient-centered diabetes care in children: an integrated, individualized, systems-oriented, and multidisciplinary approach［J］.Global Advances in Health and Medicine, 2013, 2（2）: 12-19.

［4］ Hazel T, Shay EP, Dael W, et al.Multidisciplinary team approach to improved chronic care management for diabetic patients in an urban safety net ambulatory care clinic［J］.JABFM, 2015, 25（2）: 245-246.

［5］ Alberto L, Gillespie BM, Green A, et al.Activities undertaken by Intensive Care Unit Liaison Nurses in Argentina［J］.Australian Critical Care, 2017, 30（2）: 74-78.

［6］ 李世云, 李勤, 甘莉, 等.非糖尿病科住院的2型糖尿病患者血糖控制状况分析［J］. 中国全科医学, 2007, 10（3）: 200-202.

［7］ 凌雁, 阴忆青, 高鑫.中山医院非内分泌科住院患者糖代谢紊乱情况调查［J］.复旦学报: 医学版, 2008, 35（3）: 376-379.

［8］ 余桂芳, 文玉琼, 刘艳红.非内分泌专科病房糖尿病护理工作存在问题的分析与对策［J］.实用医学杂志, 2009, 25（23）: 4075-4076.

［9］ 袁红娣, 徐玉斓, 袁爱琴, 等.糖尿病教育小组的设立及效果探讨［J］.中华护理杂志, 2009, 44（1）: 430-431.

［10］ 林俊楠, 周佩如, 黄洁微, 等.联络护士对外科住院糖尿病患者的干预及效果［J］.广东医学, 2009, 30（2）: 313-314.

［11］ 钱娟, 沙莎, 赵春艳, 等.综合医院护士糖尿病知识掌握情况调查研究［J］.护理研究, 2011, 25（6）: 1530-1531.

［12］ 胡耀敏, 刘伟, 陈雅文, 等.内科重症监护病房住院患者高血糖临床资料分析——上海仁济医院2002至2009年资料回顾［J］.中华内分泌代谢杂志, 2010, 26（6）: 448-451.

［13］ 李强, 潘红艳.非急诊手术糖尿病患者围手术期的血糖管理［J］.中国实用内科杂志, 2010, 30（9）: 782-784.

［14］ 袁丽, 黄金, 熊真真, 等.50所三级甲等医院糖尿病教育现状调查研究［J］.中国糖尿病杂志, 2011, 19（8）: 588-590.

［15］ 陆晔,谢雯俊,刘彦.糖尿病联络护士在非糖尿病病区护理风险管理中的作用［J］.
护理学杂志:综合版,2012,27（10）:3-5.

［16］ 王静雅,宋亚军,孔玲玲.综合性医院糖尿病专科护理团队的组建与实施［J］.解放
军护理杂志,2013,30（7）:65-66.

［17］ 熊燕,徐静,赵益,等.临床非内分泌科护士糖尿病知识的认知现状及培训需求调查
［J］.解放军护理杂志,2013,30（9）:5-8.

［18］ 李娟,李乐之,杨玲凤,等.长沙市三级甲等综合医院非内分泌科护士糖尿病护理知
信行的调查研究［J］.中国护理管理,2013,13（6）:91-94.

［19］ 中华医学会糖尿病学分会.中国动态血糖监测临床应用指南（2012年版）［J］.中国
医学前沿杂志（电子版）,2013,5（1）:51-60.

［20］ 杨玲凤,刘芳,黄金,等.糖尿病多学科教育管理团队的建立与培训［J］.护理学杂
志,2014,29（9）:54-56.

［21］ 龙秋瑚,田京玉,吴辽芳,等.非内分泌专科护士糖尿病知识培训的效果研究［J］.中
华医院感染学杂志,2014,24（13）:3370-3372.

［22］ 任改瑛,周明群,白灵,等.非内分泌科护士对糖尿病知识掌握的现状及培训对策
［J］.护理研究,2014,28（12）:4336-4337.

［23］ 熊真真,袁丽,贺莉,等.多学科护理团队在提高非内分泌科护士血糖管理知识中的
作用［J］.现代临床护理,2015,14（7）:66-69.

［24］ 黄金,张艳,李乐之,等.我国目前专科护士培训管理中存在的问题与思考［J］.中国
护理管理,2015,15（1）:108-110.

［25］ 赵芳,周莹霞.糖尿病临床护理指导手册［M］.天津:天津科学技术出版社,2015.

［26］ 中华医学会糖尿病学分会.中国血糖监测临床应用指南（2015年版）［J］.糖尿病天
地,2016,10（5）:205-218.

［27］ 纪立农,郭晓蕙,黄金,等.中国糖尿病药物注射技术指南（2016年版）［J］.中华糖
尿病杂志,2017,9（2）:79-105.

［28］ 中华医学会糖尿病学分会.中国2型糖尿病防治指南（2017年版）［J］.中华糖尿病
杂志,2018,10（1）:4-67.

57检